Sabine Morgan

Wenn das Unfassbare geschieht – vom Umgang mit seelischen Traumatisierungen

Ein Ratgeber für Betroffene, Angehörige und ihr soziales Umfeld

Verlag W. Kohlhammer

Korrespondenzadresse der Autorin:
sabine_morgan@web.de
Siehe auch die homepage der Autorin:
sabine-morgan.de

1. Auflage 2003

Umschlag: Data Images GmbH
Gesamtherstellung:
W. Kohlhammer Druckerei GmbH + Co. Stuttgart
Printed in Germany

ISBN 3-17-017905-5

Inhalt

1 Einleitung

1.1 Warum dieses Buch?

Auf unserer Welt geschieht tagtäglich Unfassbares.

Auf unserer Welt geschieht immer wieder Unfassbares. Kriege – und damit verbunden unermessliches Leid für die Betroffenen – erschüttern weite Teile unserer Welt. Die Bilder des Irak-Krieges im Jahre 2003 haben die meisten von uns in Angst und Schrecken versetzt und oftmals zu Sprachlosigkeit geführt. Aber auch Terroranschläge, wie z. B. der Angriff auf die Twin-Towers und das Pentagon in Amerika am 11. September 2001 machen uns auf tragische Weise schmerzlich bewusst, dass Menschen dazu in der Lage sind, anderen Menschen Furchtbares anzutun. Und kaum haben wir uns von diesen Schrecken einigermaßen erholt, versetzen uns Nachrichten von Amokläufen und Rachetaten – die in Amerika inzwischen fast zur Tagesordnung gehören – nun auch in Deutschland in Angst und Schrecken. Die Tragödien in den Schulen in Erfurt und Freising vermitteln uns den Eindruck, dass wir uns eigentlich fast nirgends wirklich sicher fühlen können. Doch sind es nicht nur Menschen, die anderen Menschen unermessliches Leid zufügen. Auch Naturkatastrophen, wie die Überflutungen einiger Teile Europas im August des Jahres 2002 waren für Tausende tragisch. Es vergeht kein Tag, an dem wir nicht durch die Tageszeitungen und die TV-Nachrichten über Schreckensereignisse auf der ganzen Welt in Kenntnis gesetzt werden.

Im Gegensatz zu Traumatisierungen, die viele Menschen gleichzeitig betreffen, erfahren wir von Einzelschicksalen häufig nichts.

Manchmal betreffen diese furchtbaren Ereignisse viele Menschen, manchmal sind es Einzelne, die betroffen sind. Während wir von den Katastrophen, die viele Menschen betreffen, meistens etwas erfahren, bleiben die Einzelschicksale oft unbekannt. Kindesmissbrauch und Vergewaltigungen, Körperverletzungen und seelischer Terror in Partnerschaften und Familien – das sind traumatisierende Ereignisse, von denen wir nur selten erfahren. Schuld, Scham und Einstellungen wie »es kann nicht sein, was nicht sein darf« decken häufig den Schleier des Schweigens über diese privaten Katastrophen.

1.2 *Traumata können verschiedene Ursachen haben*

Die Wahrscheinlichkeit, Unfassbares erleben zu müssen, ist hoch.

Die meisten Menschen werden mindestens einmal in ihrem Leben mit einem traumatischen Erlebnis konfrontiert. Dies muss nicht heißen, dass wir ständig Gefahr laufen, Opfer eines Terroranschlags zu werden oder einer Geiselnahme anheim zu fallen. Auch ein schwerer Verkehrsunfall, der plötzliche Tod eines geliebten Menschen oder das knappe Entkommen aus einer lebensbedrohlichen Situation – alles dies sind traumatische Ereignisse. Nach einem solchen Erlebnis scheint nichts mehr so, wie es vorher war.

1.3 *Seelische Verletzungen werden oft nicht ernst genommen.*

Glücklicherweise sind wir Menschen zumeist dazu fähig, unser Leben auch nach harten Schlägen wieder aufzubauen. Manchmal gehen wir sogar gestärkt aus einem traumatischen Ereignis hervor und können eine neue positive Sicht der Welt entwickeln. Doch: Das gelingt nicht allen Menschen. Einige drohen an traumatischen Erfahrungen zu zerbrechen.

Nicht jeder wird allein damit fertig, wenn das Unfassbare geschehen ist.

Manche Menschen nehmen die psychischen Folgen eines Traumas auch zu leicht. Gebrochene Knochen werden dem Fachmann wie selbstverständlich gezeigt. Bei physischen Verletzungen wird medizinische Hilfe in Anspruch genommen, ohne lange darüber nachzudenken. Die von außen nicht sichtbaren seelischen Wunden hingegen werden oftmals verharmlost – sich selbst und anderen gegenüber. Manche Menschen schämen sich auch dafür, nicht stark genug zu sein, und das Geschehene nicht fassen und meistern zu können.

Manchmal nehmen wir seelische Verletzungen auf die leichte Schulter oder wir schämen uns dafür, nicht stark genug zu sein.

1.4 *Rechtzeitig fachliche Hilfe in Anspruch nehmen!*

Oft suchen Menschen, denen Unfassbares widerfahren ist, erst dann Hilfe, wenn ihre individuellen Bewältigungsstrategien endgültig versagen. Erst wenn Mediziner oder Gutachter dies für notwendig erachten, oder Angehörige darauf drängen, dass nun endlich etwas passieren muss, wird gehandelt. Kurz: Erst wenn es gar nicht mehr anders geht, wird fachliche Hilfe in Anspruch genommen. Dann aber sind die Symptome oft schon chronisch.

Wir suchen oft erst dann Hilfe, wenn es gar nicht mehr anders geht.

Schnelle Hilfe erspart einen längeren Leidensweg.

Deshalb gilt: Je früher psychotherapeutische Hilfe nach einem traumatischen Vorfall in Anspruch genommen wird, wenn dies notwendig erscheint, desto schneller kann eine Heilung bewirkt werden. Dadurch wird die Zeit des Leidens der Betroffenen, ihrer Angehörigen und ihres sozialen Umfeldes verkürzt.

1.5 *Wie fühlen sich Traumatisierte und die Menschen um sie herum?*

Traumatisierte Menschen befürchten häufig, sie könnten *ver-rückt* werden.

Traumatisierte Menschen verstehen sich häufig selbst nicht mehr und vermuten, dass die Symptome, unter denen sie leiden, ein Anzeichen dafür sind, dass sie *ver-rückt* werden. Da *Verrückt-Sein* mit der Angst vor Stigmatisierung verbunden ist, vermeiden Traumatisierte es daher häufig, mit Angehörigen oder anderen Menschen ihres Vertrauens darüber zu sprechen.

Schuld- und Schamgefühle erschweren es, mit anderen zu sprechen.

Sie trauen sich nicht, anderen zu erzählen, was ihnen passiert ist und wie es ihnen mit ihrem schrecklichen Erlebnis geht. Schuld- und Schamgefühle tragen ihren Teil dazu bei, den Leidtragenden im schlimmsten Fall in die Isolation zu treiben.

Tatsächlich verhalten sich Menschen, denen Unfassbares widerfahren ist, oftmals *merkwürdig*.

Menschen aus dem sozialen Umfeld von Traumatisierten beobachten an diesen häufig *merk-würdige* Verhaltensweisen. Aber: Wie damit umgehen, dass sich ein Mensch plötzlich so anders verhält? Was tun, wenn er sich vielleicht von uns zurückzieht, häufig aggressiv reagiert oder andere ungewohnte Verhaltensweisen an den Tag legt, ohne dass ein *offen-sichtlicher* Grund dafür vorliegt?
In den Fällen, in denen wir gar nicht wissen, dass etwas Unfassbares im Leben des Anderen geschehen ist, beziehen wir das veränderte Verhalten möglicherweise auf uns selbst und ziehen uns ebenfalls zurück. Und in den Fällen, in denen wir wissen, dass etwas Schreckliches vorgefallen ist, wissen wir nicht, wie

wir uns verhalten sollen. Im schlimmsten Falle vermuten wir, der Traumatisierte könnte *ver-rückt* werden.

Zusätzlich erschweren Berührungsängste mit einer Tabuzone unser Verhalten: Wie umgehen mit dem Leid des Anderen (das uns möglicherweise auch noch an eigenes erinnert)? Wie umgehen mit möglichen Schuld- und Schamgefühlen?

Tabus erschweren den Umgang mit dem Unfassbaren.

1.6 *Rat für Betroffene und die Menschen um sie herum*

Dieser Ratgeber richtet sich sowohl an Betroffene wie an deren Angehörige, an Freunde und Bekannte, an Arbeitskollegen, Vorgesetzte und Untergebene und an alle Menschen, die mit Menschen zu tun haben. Er richtet sich an alle, die besser verstehen wollen, was traumatisierende Erlebnisse in der Welt der Betroffenen auslösen. Er ist aber auch an diejenigen adressiert, die *mit-leiden*. Denn: Direkt oder indirekt – betroffen sind wir bei der hohen Wahrscheinlichkeit, mit der traumatische Ereignisse uns selbst oder andere ereilen können, alle.

Direkt oder indirekt leiden auch die Menschen im Umfeld von Betroffenen.

1.7 *Erklärung und Anleitung zur (Selbst-)hilfe*

Dieser Ratgeber erklärt, welche Reaktionen nach traumatischen Ereignissen auftreten können. Er soll helfen, diese Reaktionen bei sich selbst, aber auch bei anderen erkennen zu können. Während bestimmte Verhaltens- und Erlebnisweisen unmittelbar nach einem unfassbaren Erlebnis zunächst normal sind, gilt das nicht mehr, wenn diese auch Wochen, Monate oder Jahre später noch bestehen. Daher wird dargelegt, welche

Reaktionen, die auf traumatische Ereignisse folgen können, werden in diesem Buch dargestellt und erklärt.

Reaktionen zu welchem Zeitpunkt *normal* und hilfreich sind und wozu sie dienen. Es wird aber auch gezeigt, wie die eigenen Selbstheilungskräfte unterstützt werden können und wann Hilfe in Anspruch genommen werden sollte.

Die Nutzung der Selbstheilungskräfte ist wichtig.

Da in diesem Buch besonderes Augenmerk auf die Selbstheilungskräfte des Menschen gelegt wird, wird dargestellt, was dies für Kräfte sind und wie sie mobilisiert und genutzt werden können. Den Menschen, denen Unfassbares widerfahren ist, werden Möglichkeiten aufgezeigt, wie sie selbst dazu beitragen können, seelische Wunden heilen zu lassen.

Traumatisierungen lösen oft auch im sozialen Umfeld *merkwürdige* Reaktionen aus.

Aber auch für Angehörige, Freunde, Kollegen – kurz für alle Menschen, die mit Betroffenen umgehen, ist dieses Buch als Hilfestellung gedacht, um besser verstehen zu können, was durch eine traumatische Erfahrung alles ausgelöst werden kann und wie sie die Betroffenen unterstützen können. Manchmal besteht diese Hilfe zunächst darin, die eigenen Reaktionen besser zu verstehen. Denn traumatische Erfahrungen lösen nicht nur Gefühle und Reaktionen beim Traumatisierten aus, sondern natürlich auch bei denjenigen, die mit ihm umgehen. Und so wie ein Mensch, der einer unfassbaren Erfahrung ausgesetzt war, sich selbst oft nicht mehr versteht, verstehen diejenigen, die mit ihm umgehen, sich selbst häufig auch nicht mehr. Oft ist es so, dass wir erst unsere eigenen Reaktionen im Zusammenhang mit traumatischen Ereignissen verstehen lernen müssen. Erst dann können wir den Betroffenen Hilfestellung bei der Selbsthilfe leisten und sie entsprechend unterstützen.

1.8 Hinweise zu diesem Buch

1.8.1 Aufbau dieses Buches

Dieser Ratgeber leistet praktische Hilfe, indem zunächst erklärt wird, was ein Trauma überhaupt ist. Er thematisiert, wie Traumatisierungen sich in Form von verschiedenen Symptomen zeigen. Er hilft Betroffenen und denen, die mit ihnen umgehen, dabei, Tabus zu überwinden. Damit erleichtert er es auch, frühzeitig den Weg in die Beratung oder Therapie zu finden, falls dies notwendig erscheint. Weiter wird ein Überblick über die zur Verfügung stehende fachliche Hilfe und deren Arbeitsweise geboten. Im 4. Teil finden Sie Übungen, die bei der Bewältigung des Traumas helfen können und im Anhang sind wichtige praktische Informationen und die Eckpunkte der professionellen Traumadiagnose zusammengefasst.

Was ist ein Trauma? Wie sehen die Symptome aus? Wie kann das Unfassbare überwunden werden?

1.8.2 Lesehilfe

Es ist hilfreich, diesen Ratgeber – insbesondere wenn Sie selbst betroffen sind – langsam zu lesen und sich nicht zu überfordern. Nach traumatischen Erlebnissen ist die Konzentrationsfähigkeit häufig sehr herabgesetzt und man braucht oft länger, um zu verstehen, was gemeint ist. Lesen Sie daher einzelne Kapitel ruhig öfter und machen Sie Pausen beim Lesen. Vielleicht finden Sie eine Person Ihres Vertrauens, die das Buch mit Ihnen gemeinsam liest, sodass sie nach der Lektüre über das sprechen können, was Sie gelesen haben und was Ihnen vielleicht unklar geblieben ist.

Langsam lesen! Wenn etwas Unfassbares geschehen ist, leidet unsere Konzentration.

An den Seitenrändern ist jeder Absatz in einem Satz kurz zusammengefasst, sodass Sie sich vorab einen Überblick verschaffen können und Inhalte schnell wieder finden.

1.8.3 *Fachbegriffe und Fremdwörter*

Mithilfe des Glossars finden Sie die Erklärung von Fremdworten schnell wieder.

In diesem Ratgeber wird auf Fremdworte so gut es geht verzichtet. Nur wenn mir dies hilfreich erscheint, werden Fachbegriffe eingeführt. Diese werden dann jedoch erklärt. Sollten Sie, verehrter Leser/verehrte Leserin, während der Lektüre die Bedeutung eines solchen Wortes wieder vergessen haben, so schlagen Sie einfach das Stichwortverzeichnis am Ende dieses Buches auf. Dort finden Sie die Angabe der Seite, auf der das Wort das erste Mal erscheint und erklärt wird.

Psychotrauma bedeutet übersetzt Verletzung der Seele.

Das erste Fremdwort, das bereits aufgetaucht ist, ist das Wort Trauma. Das Wort kommt aus dem Griechischen und bedeutet übersetzt Wunde oder Verletzung. Die Mehrzahl des Wortes ist Traumata. Die Verletzungen, um die es in diesem Buch geht, sind seelischer Art. Die korrekte Bezeichnung für eine solche Verletzung der Seele ist eigentlich Psychotrauma, was gleichbedeutend ist mit seelischer Verletzung. Der Einfachheit halber und weil es sich so durchgesetzt hat, wird in diesem Buch das Wort *Trauma* für diese seelischen Wunden verwandt.

Der in diesem Buch verwandte männliche Artikel ist geschlechtsübergreifend gemeint.

An dieser Stelle möchte ich anmerken, dass es mir aufgrund unseres Sprachgebrauchs sehr umständlich erschien, das grammatikalische Geschlecht an allen Stellen zu differenzieren. Der Gebrauch des männlichen Artikels, für den ich mich entschieden habe, ist daher geschlechtsübergreifend zu bewerten.

2 Ein Trauma – Was ist das?

Traumatische Erfahrungen sind wesentliche Bestandteile des menschlichen Lebens und das wohl, seit es Menschen gibt. Als Trauma werden Erfahrungen bezeichnet, die so *unfassbar* sind, dass sie nur schwierig oder manchmal fast gar nicht in den bestehenden Erfahrungsschatz eingegliedert werden können.

Traumata sind *unfassbare* Erfahrungen, die schwer in den Erfahrungsschatz eingegliedert werden können.

Meistens sind unfassbare Erfahrungen mit *intensiver Furcht, Hilflosigkeit* und *Entsetzen* verbunden. Auch das Gefühl, die *Kontrolle* über die Situation und möglicherweise auch über uns selbst zu verlieren, ist häufig mit solchen Erfahrungen verbunden. Manchmal verlieren wir auch die Kontrolle über alles, was mit dem Ereignis zu tun hat. Die Kontrolle über das, was mit uns geschieht, zu verlieren, ist jedoch für uns (zumindest für uns westliche) Menschen besonders schlimm zu ertragen. Wenn ein Mensch Unfassbares erlebt und sich währenddessen intensiv gefürchtet, sich hilflos gefühlt hat oder von Entsetzen erfüllt war sprechen Kliniker von einer Traumatisierung.

Furcht, Entsetzen, Hilflosigkeit und Kontrollverlust sind für traumatische Situationen typisch.

Während des Erlebens eines traumatischen Ereignisses, z. B. wenn wir Opfer eines Verkehrsunfalls werden, sehen wir die Katastrophe manchmal noch auf uns zukommen. Unser Orga-

Alarmbereitschaft, die ins Leere läuft.

nismus wird dann in größte Alarmbereitschaft versetzt und bietet alle möglichen Schutzreflexe auf. Unsere Muskulatur ist z. B. aufs Äußerste gespannt. Wir mobilisieren dann ungeheure Kraftreserven. Unser Gehirn sucht krampfhaft nach Auswegen aus der bedrohlichen Situation. Diese Reaktionen unseres Körpers dienen schon seit jeher der Flucht oder dem Kampf. In traumatischen Situationen ist aber zumeist eine Flucht oder ein Kampf nicht möglich. Wir sind der traumatischen Situation im Allgemeinen macht- und hilflos ausgeliefert. Das bedeutet, dass alle Anstrengungen, die unser Körper »automatisch« unternimmt, ins Leere laufen.

Einige Menschen »beamen« sich aus der traumatischen Situation heraus.

Manchmal ist es so, dass wir uns aus einer solchen Situation heraus »beamen« – uns quasi von unserem Körper lösen. Dann sehen wir dem, was passiert, von außen zu, und schweben gleichsam über dem Geschehen. Einige Menschen erleben das Ereignis auch als unwirklich, so als erlebten sie nur einen bösen Traum, aus dem sie wieder erwachen werden. In einer traumatischen Situation erleben manche Menschen auch sich selbst als unwirklich. Diese Phänomene werden *Dissoziation,* im Sinne von »Unverbundenheit« oder »Trennung« genannt, weil der Betroffene quasi aus sich oder der Situation heraustritt. Bei schweren oder sich wiederholenden Traumatisierungen kommt dieses Phänomen relativ häufig vor.

Das Zeiterleben kann verändert sein.

Die Wahrnehmung während des Erlebens traumatischer Ereignisse ändert sich oftmals drastisch. So kann sich z. B. das Zeiterleben verändern, Sekunden können zu Minuten oder Stunden werden und umgekehrt.

In einigen Fällen verschwindet die Erinnerung an die traumatisierende Situation ganz oder teilweise.

Manchmal können wir uns nach erlebten Traumata gar nicht mehr erinnern, was passiert ist. Wir finden uns z. B. im Krankenhaus wieder und wissen nicht, wie wir dorthin gekommen sind. Häufiger ist es allerdings so, dass wir uns lediglich an die schlimmsten Augenblicke nicht mehr erinnern können. Dieses Phänomen heißt in der Fachsprache *Amnesie.* Das bedeutet einen teilweisen oder gänzlichen, zeitlich begrenzten oder dauernden Gedächtnisverlust. Wahrscheinlich ist die Amnesie ein Schutz für unsere Seele. Die schlimmsten Erfahrungen werden einfach *vergraben.*

Trotz der menschlichen Fähigkeit, zu überleben und sich anzupassen, können traumatische Erlebnisse das seelische, körperliche und soziale Gleichgewicht eines Menschen ganz erheblich verändern. Die Wahrnehmung der Welt ist plötzlich eine andere als vor dem Ereignis. In die alte Wirklichkeit zurückzukehren, scheint vielen Betroffenen nicht mehr möglich, denn alles erscheint anders als vorher. Vor allem das Gefühl der Sicherheit in dieser Welt ist zunächst verloren.

Nach einer Traumatisierung scheint die Welt häufig verändert und einstige Sicherheit verloren.

Aber wir verfügen über Selbstheilungskräfte, die auch nach unfassbaren Geschehnissen aktiviert werden. Doch genauso wie ein Knochenbruch Zeit braucht, um zu heilen, benötigt auch die Seele ihre Zeit, damit ihre Wunden geschlossen werden können.

Selbstheilungsprozesse brauchen Zeit, um die Seele gesunden lassen zu können.

Wie bereits angesprochen, fürchten Betroffene nach einer Traumatisierung manchmal, sie könnten *ver-rückt* werden, weil sie an sich selbst *merk-würdige* Reaktionen feststellen (auf die in den nächsten Kapiteln genauer eingegangen wird). Es ist aber vielmehr so, dass nicht der Betroffene *ver-rückt* ist, sondern die Situation. Daher sind traumatische Reaktionen zunächst ganz *normale*, grundsätzlich gesunde Antworten auf eine *anormale*, die Seele verletzende Erfahrung. Die Reaktionen, die wir nach traumatischen Ereignissen an den Tag legen, sind zum Großteil Selbstheilungsversuche des Körpers und der Seele und sollten auch als solche von uns gewürdigt werden.

Merk-würdige oder *ver-rückt* erscheinende Reaktionen nach traumatischen Ereignissen sind zunächst *natürlich* und hilfreich, weil es sich um Selbstheilungsversuche unseres Organismus handelt.

2.1 *Welche Ereignisse können zu einer Traumatisierung führen?*

Man muss nicht selbst von einem überwältigenden Ereignis betroffen sein, um traumatisiert zu sein – auch Zeugen oder Nahe stehende können traumatisiert sein.

Viele Ereignisse können zu einer Traumatisierung führen und es gibt mehrere Möglichkeiten, wie Menschen eine Traumatisierung erfahren. Grundsätzlich können alle Ereignisse, die einen Menschen in seinem Denken und Fühlen geradezu überwältigen, zu einer Traumatisierung führen. Insbesondere Erlebnisse, die mit einer Lebensbedrohung einhergehen, sind als traumatisch zu bezeichnen. Es kann natürlich immer dann zu einer Traumatisierung kommen, wenn Menschen von dem Ereignis selbst betroffen sind. Wichtig ist es aber zu wissen, dass Traumata auch dann ausgelöst werden können, wenn Menschen Zeugen von belastenden Ereignissen werden, z. B. einem Autounfall oder einem Verbrechen.
Weiterhin können Traumata auch dadurch ausgelöst werden, dass wir von einem solchen Geschehnis erfahren, ohne unmittelbar Zeuge zu sein. Das kann vor allem dann der Fall sein, wenn es sich um nahe stehende Personen handelt, z. B. Familienangehörige.

Traumata, die von anderen Personen ausgelöst werden, erschüttern häufig das Vertrauen in alle Menschen.

Zu unterscheiden sind zunächst zwei verschiedene Formen von traumatischen Ereignissen. Manche Ereignisse werden von Menschen ausgelöst, wie zum Beispiel eine Vergewaltigung. Andere Ereignisse sind vom Verhalten anderer Menschen völlig unabhängig, wie z. B. Naturkatastrophen. Häufig sind traumatische Erlebnisse, die von anderen Menschen ausgelöst worden sind, noch wesentlich schwerer zu verarbeiten, als solche, auf die andere Menschen keinen Einfluss hatten. Das Vertrauen in andere Menschen ist dann oft schwer und vor allem grundsätzlich erschüttert und es kann lange dauern, bevor Betroffene anderen Personen – auch denen in ihrem eigenen persönlichen Umfeld – wieder vertrauen.

Es gibt eine weitere Unterscheidung von traumatischen Ereignissen, die wichtig für die Verarbeitung von Traumata ist. Es gibt Traumata, die kurzfristig und unerwartet geschehen, wie eine Vergewaltigung, ein Unfall oder ein Erdbeben. Diese sind zu unterscheiden von traumatischen Situationen, die über einen längeren Zeitraum andauern oder sich wiederholen, wie etwa wiederholte Vergewaltigungen im Krieg oder Misshandlungen in der Ehe oder Familie. Die letztere Form von Traumata zieht häufig noch mehr Folgereaktionen beim Betroffenen nach sich, als die erste Form. Oft äußert sich die Belastung des Traumatisierten durch immer wiederkehrende traumatische Situationen dann auch in Form von körperlichen Störungen. Aber auch Schwierigkeiten mit der Regulierung der eigenen Gefühle und im Umgang mit den eigenen Impulsen kommen häufig vor. Manchmal wird auch das Bild, das der Traumatisierte von sich selbst hat (Selbstbild), also die eigene Wahrnehmung von sich selbst als Person, und sehr häufig auch die Beziehungsfähigkeit zu anderen Menschen gestört.

Einige Traumatisierungen geschehen plötzlich und unerwartet, andere dauern über einen längeren Zeitraum an und/oder wiederholen sich und werden dadurch erwartbar.

Zwar ist die Liste möglicher traumatisierender Ereignisse lang und kann hier nicht erschöpfend dargestellt werden. Dennoch einige Beispiele von Ereignissen, die zu Traumatisierungen führen können:

Beispiele für Ereignisse, die zu Traumatisierungen führen können.

- Vergewaltigung und sexueller Missbrauch
- Folter
- Raubüberfälle
- Körperliche Angriffe
- Misshandlungen, Körperverletzungen
- Mordversuch
- Kriegerische Auseinandersetzungen
- Kriegsgefangenschaft oder Gefangenschaft in einem Konzentrationslager
- Naturkatastrophen
- Entführung oder Geiselnahme
- Terroranschläge

- Haus- oder Wohnungsbrände
- Schwere Unfälle jeglicher Art
- Freiwilliges oder unfreiwilliges Beiwohnen beim Suizid eines anderen Menschen (z. B. als Lokführer)
- Schwere Erkrankungen (besonders lebensbedrohliche)
- Verlust eines nahe stehenden Menschen

Wie gesagt: Die Aufzählung möglicher traumatischer Ereignisse ist hiermit noch lange nicht erschöpft. Es gibt viele weitere Erlebnisse, die für den Menschen unfassbar sein können und damit sehr schwierig zu verarbeiten sind.

Menschen verarbeiten traumatische Erlebnisse unterschiedlich. Im Folgenden wird es darum gehen, zu zeigen, welche möglichen Reaktionen es auf solche Erlebnisse gibt.

2.2 *Welches sind die möglichen Folgen einer Traumatisierung?*

2.2.1 *Immer wiederkehrende Erinnerungen*

Immer wiederkehrende Erinnerungen an das traumatische Erlebnis sind zunächst *normal.*

Die meisten Menschen, die traumatischen Erfahrungen ausgesetzt waren, sind irgendwie fähig, ihr Leben weiter zu führen, ohne ständig von Erinnerungen an das Geschehen verfolgt zu werden. Das bedeutet allerdings nicht, dass die traumatischen Ereignisse keine Spuren hinterlassen würden. Nach einem traumatischen Ereignis sind die meisten Menschen von diesem Erlebnis in hohem Maße in Anspruch genommen. Immer wiederkehrende Erinnerungen an das Erlebnis stellen z. B. eine zunächst durchaus normale Reaktion auf die bedrohliche Erfahrung dar. Und diese Erinnerungen haben auch eine Funktion: Sie helfen dabei, die Gefühle, die mit dem Ereignis in Zusammenhang stehen, allmählich zu verändern und abzuschwächen. Die Erinnerungen helfen also bei der Verarbeitung des Erlebten. Etwa ein Drittel der Menschen, die traumatische Erfahrungen gemacht haben, können diese jedoch nicht auf diese Art verarbeiten.

2.2.3 Widerstands- und Risikofaktoren beeinflussen die Verarbeitung des Traumas

Wenn die Verarbeitung unfassbarer Ereignisse nicht gelingt, ist dies keineswegs als Schwäche auszulegen. Vielmehr ist es so, dass es eine ganze Reihe von Einflüssen auf die Verarbeitung traumatischer Erlebnisse gibt. Es gibt so genannte *Risikofaktoren*, die die Verarbeitung erschweren, es gibt aber auch solche Einflüsse, die sie erleichtern – so genannte *Widerstandsfaktoren*. Die Verarbeitung ist unter anderem abhängig von den biologischen Anlagen des Einzelnen und von seinen früheren Erfahrungen, also von anderen kritischen oder positiven Lebensereignissen. Einen Einfluss hat auch die eigene Familiengeschichte und Kindheit. Wichtig für die Verarbeitung ist auch die Unterstützung durch Angehörige, Freunde, Kollegen und überhaupt durch die Menschen, von denen der Traumatisierte umgeben ist.

Wenn die Verarbeitung traumatischer Erlebnisse nicht gelingt, ist dies kein Zeichen von Schwäche. Es gibt viele Einflüsse, die die Verarbeitung beeinflussen.

Alle diese Einflüsse können als Risiko- oder als Widerstandsfaktoren auf die Verarbeitung einwirken. Auch die Häufigkeit der bereits im Lebenslauf erfahrenen traumatischen Situationen hat einen Einfluss auf die Verarbeitung. Im Volksmund sagt man: »Der Krug geht zum Brunnen, bis er bricht.« Manche Menschen können erstaunlich viel Unfassbares verarbeiten, andere Menschen werden von einem traumatischen Erlebnis bereits von Grund auf erschüttert. Man weiß noch nicht genau, womit dies zusammenhängt, aber es bekommt auch nicht jeder eine Grippe, wenn die entsprechenden Erreger in der Luft sind – einige trifft es und andere können sich gegen den Angriff auf ihre Gesundheit besser wehren.

2.2.4 *Am Trauma »hängen bleiben«*

Manche Menschen bleiben quasi »am Trauma hängen«, weil sie die Erfahrung nicht verarbeiten können.

Was passiert nun, wenn die traumatische Erfahrung nicht verarbeitet werden kann? Wir können uns das so vorstellen, dass die unfassbare Erfahrung nicht in den bestehenden Erfahrungsschatz integriert werden kann. Das Erlebnis ist so überwältigend und so anders als alles andere, was wir bisher erlebt haben, dass es einfach nicht so schnell verarbeitet werden kann, wie unsere sonstigen alltäglichen Erlebnisse.

Die unverarbeitete Erinnerung an das traumatische Erlebnis wird unverändert abgespeichert und immer wieder »abgespult«.

Das Ergebnis der nicht erfolgten Verarbeitung ist, dass das Erlebnis quasi in *Rohform* im Gedächtnis abgespeichert wird. Das wiederum hat zur Folge, dass das Erlebnis auch in der *Rohform* wieder erinnert wird. Dann hat man die gleichen Eindrücke, Gefühle und Körperempfindungen, als wenn das Ereignis gerade im Moment passieren würde. Außerdem wird das Erlebnis auch besonders leicht aus dem Gedächtnis abgerufen. Der Mensch bleibt also quasi »am Trauma hängen« und erlebt es in seinen Gedanken oder Gefühlen immer wieder in seiner ursprünglichen Form, ohne etwas dagegen tun zu können.

Der Zeitpunkt der Erinnerung an die Traumatisierung lässt sich nicht steuern, wir werden ungewollt und jederzeit an das schreckliche Erlebnis erinnert.

Wir können uns das so vorstellen, als hätten wir einen Kleiderschrank, in den wir viele zerknautschte Kleidungsstücke ganz schnell hineingeworfen haben, weil unerwarteter Besuch gekommen ist. Wenn die Kleider zusammengelegt und vielleicht auch noch gebügelt sind, können wir die Tür leicht schließen. Sind die Kleider jedoch, wie in diesem Beispiel, einfach in den Schrank gequetscht, geht die Tür nicht mehr richtig zu. Ein Windstoß genügt, um sie zu öffnen. Die Kleider fallen dann im zerknautschten Zustand aus dem Schrank heraus. Und wenn wir sie wieder genauso hineinstopfen, brauchen wir nur auf den nächsten Windstoß zu warten, bis uns die Kleidung wieder vor die Füße fällt.
Mit den Erinnerungen an unverarbeitete traumatische Erfahrungen verhält es sich genauso. Ein »Windstoß« genügt, um sie wieder aus dem Gedächtnis abzurufen.

2.2.5 *Verdrängung von Erinnerungen*

Die Verarbeitung traumatischer Erfahrungen dauert naturgemäß länger, als die alltäglicher Erfahrungen. Wir versuchen, unsere Seele zu schützen und deshalb versuchen wir möglicherweise, Erinnerungen an das Erlebnis wegzuschieben. Oftmals sprechen wir auch nicht über das, was uns Schreckliches widerfahren ist, weil wir glauben, dass das für uns besser ist und weil wir hoffen, die bösen Erinnerungen so schneller zu vergessen. Diese Reaktionen sind verständlich. Natürlich möchten wir uns nicht ständig mit schrecklichen Erlebnissen befassen und wünschen uns, dass die Erinnerungen daran verblassen mögen. Unglückseligerweise führen jedoch Reaktionen, wie z. B. das Wegschieben von Erinnerungen und der Versuch, nicht darüber zu sprechen dazu, dass die Erinnerungen möglicherweise immer häufiger kommen.

Wir versuchen unsere Seele zu schützen und verdrängen deshalb die Erinnerungen.

Es gibt eine ganze Reihe weiterer Reaktionen, die nach traumatischen Erfahrungen auftreten können. Alle diese möglichen Reaktionen dienen dem Selbstschutz und sind nach einem *anormalen* überwältigenden Erlebnis zunächst *normal.* Aber wenn diese Reaktionen über längere Zeit oder sogar einen langen Zeitraum anhalten, können sie für den Betroffenen und sein Umfeld unerträglich werden.

2.3 *Symptome einer Traumatisierung*

Die möglichen Reaktionen und Verhaltensweisen in Folge einer traumatischen Erfahrung werden in diesem Kapitel beschrieben. Einige Menschen, denen Unfassbares geschehen ist, zeigen gar keine dieser Reaktionen, andere zeigen einen Teil und einige Menschen weisen nahezu alle der hier aufgeführten Reaktionen auf.

Es gibt viele verschiedene mögliche Reaktionen auf Traumata.

Wenn wir wissen, dass bestimmte Reaktionen nach traumatischen Erlebnissen *normal* sind, vergeht manchmal die Angst vor dem *Verrückt-werden.*

Die Reaktionen, die auf eine mögliche Belastungsstörung (das heißt, das Trauma kann nicht richtig verarbeitet werden) nach einer Traumatisierung schließen lassen, sind vielfältig. Häufig stellen Betroffene sich die bange Frage: »Werde ich *ver-rückt?*« Manchmal ist es hilfreich, zu wissen, welche Reaktionen nach belastenden Situationen auftreten können. Oftmals vergeht dann auch die verständliche Angst vor dem *Ver-rücktwerden.*

2.3.1 Quälende Erinnerungen und Bilder

Oft bricht das Erlebnis in Form quälender Erinnerungen und Bilder in die Gegenwart ein.

Menschen, die etwas Schreckliches erlebt haben, etwas, was sie traumatisiert hat, erleben häufig Momente, in denen das Erlebnis quasi wieder in ihr Leben *einbricht.* Dies kann in Form plötzlicher, sehr lebendiger Erinnerungen geschehen. Der Betroffene sieht Bilder der traumatischen Situation oder das Ereignis läuft nochmals wie ein Film vor ihm ab. Manchmal hört er auch wieder bestimmte Geräusche, nimmt bestimmte Gerüche oder Körperempfindungen wahr, die mit der Situation in Verbindung standen. Diese Erinnerungen werden häufig von schmerzlichen Gefühlen begleitet – sowohl seelisch, als auch körperlich. Dieses Phänomen des Wiedererlebens hat einen eigenen Namen: *Intrusion.* Die ursprüngliche Bedeutung dieses Wortes lässt sich mit Überfall oder dem »widerrechtlichen Eindringen in einen fremden Bereich« übersetzen. Er wurde deshalb gewählt, weil der Überfall durch die belastenden Bilder als unwillkürlich, eindringlich und belastend erlebt wird. Ein Beispiel für eine solche *Intrusion* wäre es, wenn eine Frau nach einer Vergewaltigung immer wieder die Augen des Täters sieht und glaubt, den Duft von Blumen zu riechen, die sich in der Nähe des Tatortes befanden.

Die Auslöser für solche *Intrusionen* können bei jedem Menschen verschieden sein. Es können äußere Reize, wie z. B. ein bestimmter Geruch oder ein bestimmtes Geräusch sein. Auch Schmerzen, die von entsprechenden Verletzungen herrühren oder Jahrestage können solche *Intrusionen* auslösen. Die *In-*

trusionen treten aber auch völlig spontan auf, ohne dass es im Außen einen Auslöser geben würde.

2.3.2 Wiedererleben des Traumas

Manchmal wird das Trauma auch regelrecht wiedererlebt. Dieses Phänomen wird von Psychologen und Psychotherapeuten als *Flashback* bezeichnet. Es handelt sich dabei um eine Rückblende in die traumatische Situation. Die Erinnerungen und die sie begleitenden Gefühle sind dann *so intensiv*, dass die betreffende Person glaubt, das Trauma tatsächlich noch einmal zu erleben. Das Erlebnis läuft dann häufig auch wie ein Film noch einmal vor den Augen des Betroffenen ab und vermittelt ihm das Gefühl, sich wieder mitten in der traumatischen Situation zu befinden.

Manchmal ist es, als würde man das Trauma regelrecht nochmals erleben.

Häufig kehrt das Erlebnis auch in Form von Alpträumen wieder. Diese Träume sind oft so belastend, dass es den Betroffenen sehr schwer fällt, wieder einzuschlafen, wenn sie davon aufgewacht sind. Auch die Angst davor, die schrecklichen Träume könnten wiederkommen, hindert daran, wieder in den Schlaf zu finden.

Traumatische Erlebnisse kehren auch als Alpträume wieder.

Das Wiedererleben des Traumas hat mitunter auch die Form einer plötzlichen, schmerzlichen Gefühlsaufwallung, für die es keinen Auslöser zu geben scheint. Dabei kommt es oft zur Stimmungsverdüsterung und zum Auftreten von Weinanfällen, Furcht oder Wut. Viele Betroffene sagen, diese Zustände kehrten immer wieder, ähnlich wie es bei den Erinnerungen und Träumen der Fall ist, die das traumatische Ereignis zum Gegenstand haben.

Plötzliche Gefühlsaufwallungen, wie Weinanfälle, Furcht oder Wut sind nach Traumata nicht selten.

2.3.3 *Erinnerungsverlust*

Traumaopfer können häufig bestimmte Aspekte des Geschehens nicht erinnern.

Betroffene können sich häufig an wichtige Aspekte des Traumas nicht erinnern. Diese Unfähigkeit, sich zu erinnern, wird nicht durch Verletzungen des Kopfes bzw. des Gehirns ausgelöst. Dieses Unvermögen, sich zu erinnern, wird, wie schon erwähnt, als *Amnesie* bezeichnet. Meistens tritt der Verlust der Erinnerung nicht vollständig ein, sondern betrifft nur ganz besonders bedrohliche Aspekte des Traumas. So können sich z. B. Folteropfer häufig, zu ihrem eigenen Entsetzen, nicht an die Ursache von Narben und Schmerzen erinnern.

2.3.4 *Vermeidung*

Belastende Gedanken und Gefühle, aber auch Gespräche über das Erlebte werden häufig vermieden.

Alle genannten Formen des Wiedererlebens des Traumas sind für die Betroffenen natürlich sehr belastend. Daher versuchen sie – verständlicherweise – dieses Wiedererleben zu vermeiden. Insbesondere Gedanken, Erinnerungen und Gefühle, die mit dem Trauma in Verbindung stehen, wie z. B. starke Aufregung, versuchen Betroffene zu vermeiden, ebenso wie Gespräche über die traumatische Situation. Dieses Vermeidungsverhalten kann durch eine etwaige mangelnde Bereitschaft der umgebenden Menschen, dem Betroffenen zuzuhören, noch verstärkt werden.

Traumatisierte neigen auch dazu, alles andere zu vermeiden, was im Zusammenhang mit dem traumatischen Erlebnis steht.

Traumatisierte befürchten häufig, dass alles noch schlimmer werden könnte, wenn sie mit Geschehnissen, Orten, Tätigkeiten oder bestimmten Menschen, die sie an das Trauma erinnern könnten, in Berührung kommen. Deshalb vermeiden sie es, sich damit zu konfrontieren. Das kann soweit gehen, dass der gesamte Tagesablauf davon bestimmt wird, alles zu vermeiden, was mit der traumatischen Erinnerung in Verbindung steht. Dieses Vermeidungsverhalten kann negative Auswirkungen auf den Alltag des Betroffenen haben. Vermeidet ein Unfallopfer nach dem Unfallereignis Verkehrsmittel, da er oder sie befürchtet, das Ereignis könnte sich wiederholen, ist dies sehr nachteilig, wenn der Betroffene z. B. ein Verkehrsmittel benötigt, um zum Arbeitsplatz zu gelangen. In einigen Fällen kann das Vermeidungsverhalten sich so nachteilig auswirken, dass die Ausübung des Berufes schwierig wird. Ein Lokführer, der es vermeidet, Lok zu fahren, kann seinen Beruf während der Phase der Vermeidung nicht ausüben.

Betroffene ziehen sich oft von anderen Menschen zurück.

Nach traumatischen Erlebnissen kommt es seitens des Betroffenen auch oft zu einem Vermeidungsverhalten, das sich auf die Beziehungen zu anderen Menschen auswirken kann. Die Betroffenen gehen manchmal engen emotionalen Kontakten mit Angehörigen, Freunden und Kollegen aus dem Weg. Insbesondere für Opfer von körperlicher oder sexualisierter Gewalt durch vertraute Personen kann der nähere Kontakt mit Menschen grundsätzlich so angstbesetzt sein, dass alle Menschen gemieden werden.

2.3.5 *Körperliche Reaktionen*

Körperliche Reaktionen im Zusammenhang mit Auslösern, die an das Trauma erinnern, kommen häufig vor.

In der Folge von traumatischen Erlebnissen haben/erleiden die Betroffenen häufig auch körperliche Reaktionen, wenn sie auslösenden Reizen ausgesetzt sind, die Erinnerungen, Gefühle oder Wahrnehmungen wachrufen, die mit dem traumatischen Ereignis zusammenhängen oder es symbolisieren. Viele Menschen reagieren dann mit Herzrasen, Schwitzen, einem Anstieg des Blutdrucks etc.

Traumata ziehen in der Folge häufig Schlafstörungen nach sich.

Bei Menschen, die traumatische Erfahrungen gemacht haben, ist das körperliche Erregungsniveau häufig verändert. Das kann zu Schlafstörungen führen. Die Betroffenen schlafen entweder schlecht ein oder sie wachen nachts häufig auf oder sie erwachen morgens früh und können dann nicht mehr einschlafen. Manchmal treten auch alle drei Schlafstörungen zusammen auf, was zu einem extremen Schlafverlust führen kann. Zum Einen sind diese Schlafstörungen durch die Nervosität bedingt, zum Anderen aber – wie schon angesprochen – durch die häufig auftauchenden Alpträume selbst bzw. die Angst davor.

2.3.6 *Aggression und Reizbarkeit*

Reizbarkeit und Aggression sind auch mögliche Folgen von Traumata.

Viele Betroffene berichten auch über eine Reizbarkeit, die sie so vorher bei sich nicht kannten. Kleinigkeiten reichen aus, um Aggressionen auszulösen, die ihnen Angst machen. Sie verstehen sich selbst nicht mehr, können aber auch nichts gegen diese Reizbarkeit tun. Auch das Umfeld leidet dann unter diesen Aggressionen und steht zumeist vor einem Rätsel, wenn ein vormals ruhiges, »sonniges Gemüt« in die Aggression umschlägt.

2.3.7 *Schreckhaftigkeit und mangelnde Konzentrationsfähigkeit*

Eine außerordentliche Schreckhaftigkeit wird oft bei Traumaopfern beobachtet.

Ein Anzeichen dafür, dass der biologische, körperliche Alarmzustand der traumatischen Situation noch andauert, ist eine extreme Schreckhaftigkeit. Besonders unerwartete Geräusche, wie z. B. die Fehlzündung eines Autos oder das plötzliche Ertönen eines Martinshorns können ein heftiges Erschrecken auslösen, das sich von normalen Schreckreaktionen unterscheidet, da die Erregung häufig sehr lange anhält.

Die Konzentrationsfähigkeit ist häufig in Mitleidenschaft gezogen.

Traumatisierte Menschen können sich meistens schlecht auf Tätigkeiten oder ihre Umgebung konzentrieren. Trotz großer Bemühungen ist es ihnen oftmals nicht möglich, Tätigkeiten, die ihnen früher leicht von der Hand gingen, durchzuführen.

Traumatisierte scheinen ständig auf dem Sprung zu sein.

Alle diese Reaktionen der extremen Erregung müssen nicht durch Erinnerungen an das Trauma ausgelöst sein, wenngleich dies natürlich auch passiert. Vielmehr ist das Erregungsniveau nach Traumata überhaupt häufig erhöht. Betroffene wirken oft wie ständig *auf dem Sprung*. Sie beschreiben sich auch selbst so.

2.3.8 *Interesseverlust*

Menschen, die einer traumatischen Situation ausgesetzt waren, verlieren häufig das Interesse an Aktivitäten, die ihnen früher Spass machten. Sie gehen dann z. B. ihren Hobbies und gesellschaftlichen Aktivitäten nicht mehr nach, und treiben nicht wie früher Sport.

Ein Interesseverlust an Aktivitäten ist oft die Folge von Traumata.

Die Betroffenen fühlen sich oftmals wie taub. Sie sind dann kaum noch dazu in der Lage, Gefühle zu empfinden. Daher können sie auf ihre Umgebung nicht mehr angemessen reagieren und Gefühle wie z. B. Liebe erwidern. Aber auch Trauer kann häufig nicht mehr empfunden werden. Die Betroffenen leiden darunter, nicht so lachen, lieben oder trauern zu können wie andere, sprechen darüber aber selten. Daher sind diese Reaktionen insbesondere für nahe Angehörige schwer oder gar nicht zu verstehen. Der Betroffene zeigt häufig gar keine Zuneigung mehr und verhält sich gleichsam wie ein Roboter.

Traumata ziehen auch häufig eine Gefühlstaubheit nach sich, die vom Umfeld des Betroffenen und von ihm selbst schwer zu verstehen ist.

Traumatisierte wirken auch manchmal gelangweilt, kalt und nur mit sich selbst beschäftigt. Das scheint insbesondere dann so zu sein, wenn das Phänomen des schon beschriebenen Wiedererlebens auftritt. Denn dann verwenden die betroffenen Menschen zumeist alle Energien darauf, diese Emotionsflut zu unterdrücken. Da sich dies von außen nicht erkennen lässt, verstärkt sich beim Umfeld der Eindruck, der Betroffene sei nur noch an sich selbst interessiert.

Oftmals wirken Traumatisierte so, als seien sie nur noch mit sich selbst beschäftigt.

2.3.9 *Gefühl der Hoffnungslosigkeit*

Oftmals glauben die Betroffenen auch, dass niemand sie verstehen könne. Die traumatischen Erfahrungen scheinen mit anderen, die diese Erfahrungen nicht gemacht haben, nicht teilbar zu sein. Das führt dazu, dass sie sich Anderen gegenüber entfremdet fühlen und sich immer weiter zurückziehen.

Traumatisierte glauben oftmals, dass niemand sie verstehen könne.

Die Zukunft scheint Traumaopfern häufig verkürzt zu sein.

Manchmal haben Traumaopfer auch das Gefühl, ihre Zukunft sei irgendwie verkürzt. Sie erwarten dann z. B. nicht, jemals eine Familie gründen zu können oder alt werden zu können. Oftmals glauben sie auch, von einer glücklichen Zukunft, wie sie möglicherweise anderen beschieden ist, ausgeschlossen zu sein.

2.3.10 Übervorsichtigkeit und übertriebene Wachsamkeit

Übervorsichtigkeit und übertriebene Wachsamkeit sind ebenfalls typische Folgen von Traumatisierungen.

Manchmal sind Menschen, denen Unfassbares geschehen ist, übertrieben wachsam oder aufmerksam ihrer Umgebung oder ihren Mitmenschen gegenüber. Das kann dazu führen, dass sie z. B. im Kino nur sichere Plätze, wie z. B. ganz außen und /oder hinten im Vorführungssaal auswählen, um schnell flüchten zu können, falls etwas Außergewöhnliches passiert. Manchmal wird von Betroffenen die Umgebung ständig auf Gefahren hin abgesucht. Es kommt auch vor, dass es zu einem übertriebenen Sicherheitsbedürfnis in Bezug auf die eigene Familie oder das eigene Zuhause kommt.

Es gibt viele Symptome bei Belastungsstörungen nach Traumatisierungen.

Psychologen, Psychotherapeuten, Psychiater und Ärzte sprechen bei körperlichen oder seelischen Reaktionen, wie sie gerade beschrieben wurden, von so genannten *Symptomen*. Damit meinen sie Zeichen, die darauf schließen lassen, dass eine Person unter einer bestimmten Störung leidet.

2.4 Symptome als Selbstheilungsversuch

Klingt paradox: Die Symptome einer Traumatisierung treten *zunächst* auf, um uns etwas mitzuteilen – und um heilend zu wirken.

Die Symptome einer Traumatisierung sind nicht nur Krankheitszeichen, vielmehr sind sie auch – und vor allem – *zunächst* Selbstheilungsversuche des Organismus. Sie treten auf, um uns etwas mitzuteilen und um heilend zu wirken. Das muss für jeden der unter der soeben beschriebenen Symptomatik leidet, *ver-rückt* oder zumindest widersprüchlich klingen. Wie können

Symptome, wie die beschriebenen quälenden Intrusionen, Flashbacks oder eine anhaltende körperliche Übererregung heilend wirken?

Ein Beispiel mag verdeutlichen, wie dies gemeint ist. Wenn wir uns eine Grippe zugezogen haben, reagiert unser Körper ebenfalls mit Symptomen darauf. Wir bekommen z. B. Fieber. Das ist für uns sehr unangenehm, wir haben Schüttelfrost – dann wiederum ist uns heiß – wir fühlen uns elend. Aber auch dieses Symptom ist ein Selbstheilungsversuch des Organismus. Das Immunsystem arbeitet nämlich auf Hochtouren, um die eingedrungenen Erreger zu bekämpfen; die erhöhte Temperatur hilft dabei, diesen Kampf zu gewinnen. Oftmals ist unser Immunsystem stark genug und besiegt die Krankheitserreger. Einige Tage Bettruhe, heißer Tee, unterstützende naturmedizinische Heilkräuter und Bäder und wir sind nach einigen Tagen wieder fit. Manchmal vergeht die Grippe aber auch nicht so schnell, weil die Selbstheilungskräfte nicht ausreichen. Vielleicht war unser Immunsystem vorher schon geschwächt. Vielleicht ist der Erreger aber auch besonders hartnäckig – vielleicht trifft auch beides zu. Dann brauchen wir länger, um uns von der Grippe zu erholen und möglicherweise holen wir medizinischen Rat ein. Vielleicht brauchen wir auch andere unterstützende Heilverfahren, um wieder zu gesunden.

Wenn wir eine Grippe haben, reagiert unser Organismus häufig mit Fieber darauf – auch dies wirkt zunächst heilend.

Die Symptome einer Traumatisierung sind ebensolche Selbstheilungsversuche. Die beschriebenen Intrusionen, sich immer wieder aufdrängende Bilder, Gedanken, Erinnerungen, Gerüche und Körperempfindungen und auch die nächtlichen Alpträume erinnern uns daran, dass wir mit dem Trauma noch nicht abgeschlossen haben. Diese Symptome teilen uns mit, dass das Trauma noch nicht integriert, noch nicht verarbeitet ist, dass es von den anderen Lebenserfahrungen sozusagen noch abgespalten ist.

Intrusionen und Alpträume erinnern uns daran, dass das Trauma noch nicht verarbeitet worden ist.

Diese Symptome fordern uns also dazu auf, uns mit der Verarbeitung des Traumas zu befassen. Übertragen könnte man sagen, dass der Kleiderschrank, in den wir hastig alle Sachen hineingestopft haben, sich beim kleinsten Windstoß immer wieder öffnet. Die zusammen geknautschten Kleidungsstücke fallen uns immer wieder entgegen und erinnern uns daran, dass sie noch immer nicht gebügelt und ordentlich zusammengelegt worden sind. Der Kleiderschrank lässt sich noch immer nicht richtig verschließen.

Es gibt für alles im Leben den richtigen Zeitpunkt. Das gilt gerade auch für die Verarbeitung traumatischer Erfahrungen!

Aber natürlich gilt: Es gibt für alles im Leben den richtigen Zeitpunkt. Wenn wir gerade sehr erschöpft und übermüdet sind, ist dies möglicherweise nicht der richtige Zeitpunkt, um die Kleidung zu bügeln. Wenn wir unkonzentriert sind, könnten wir uns an dem Bügeleisen verbrennen. Genauso müssen wir den richtigen Zeitpunkt abpassen, um uns mit den traumatischen Erfahrungen auseinander setzen zu können. Wir müssen uns zunächst etwas beruhigt haben – wir müssen seelisch stabil sein, um uns den schrecklichen Erfahrungen erneut stellen zu können.

Die Symptomgruppe der *Vermeidung* sorgt dafür, dass wir nichts übereilen. Vor der Auseinandersetzung mit traumatischen Erfahrungen müssen wir seelisch wieder stabil sein.

Die Symptomgruppe der Vermeidung sorgt zunächst automatisch dafür, dass wir uns nicht zu früh konfrontieren. Das bewusste Vermeiden von Gesprächen und Erinnerungen in Bezug auf die traumatischen Erfahrungen und das Vermeiden von bestimmten Orten oder Tätigkeiten, die mit dem Trauma verbunden sind, haben den Sinn, dass wir den richtigen Zeitpunkt abwarten, um mit der seelischen Verarbeitung des Traumas zu beginnen. Das Vermeidungsverhalten ist also zunächst auch eine sehr sinnvolle Reaktion des Organismus. Entwicklungsgeschichtlich verfügen wir über einen instinktiven Schutzmechanismus. Schon unsere Vorfahren vermieden Orte, an denen ihnen tödliche Gefahr drohte, wie z. B. ein ihnen bekanntes Sumpfgebiet. Unser Organismus verfügt noch heute über diese Schutzmechanismen. Wenn wir z. B. Opfer eines schweren Verkehrsunfalls mit unserem Pkw wurden, ist es entwicklungsgeschichtlich normal, das Fahren mit einem Auto *zunächst* einmal zu vermeiden. Die Symptomgruppe der Vermeidung sorgt also zunächst dafür, dass wir uns in der Erholungsphase nicht zu früh mit dem traumatischen Erlebnis wieder konfrontieren.

Auch die andauernde körperliche Übererregung und die übersteigerte Schreckhaftigkeit haben einen Sinn, der entwicklungsgeschichtlich erklärbar ist.

Die anhaltende körperliche Übererregung und die extreme Schreckhaftigkeit teilen uns mit, dass unser Körper »glaubt«, die Gefahr sei noch nicht vorüber.

Bedrohliche Situationen lösen Alarmreaktionen im Organismus aus. Wir schrecken zusammen. Adrenalin wird ausgeschüttet, die Muskulatur spannt sich an, die Frequenz des Herzschlages steigt, das Blut wird schneller durch den Körper gepumpt. Der Körper wird in die Bereitschaft versetzt, zu kämpfen oder zu flüchten. Bereits unsere Vorfahren reagierten mit diesen Reaktionen auf Gefahr. Bei der Begegnung mit einem gefährlichen Tier ging es darum, um sein Leben zu rennen oder den »Feind« zu besiegen. Unser Organismus reagiert auf traumatische Ereignisse heute noch genauso. Die Problematik besteht darin, dass wir in traumatischen Situationen jedoch oft gar nichts tun können. Wie schon beschrieben, laufen unsere körperlichen Reaktionen dann ins Leere. Wir können weder kämpfen, noch flüchten, wenn ein Auto aus wenigen Metern Entfernung mit hoher Geschwindigkeit auf uns zufährt. Da die körperliche Alarmbereitschaft also nicht entsprechend umgesetzt werden kann, weil wir weder kämpfen noch flüchten können, bleibt sie zunächst als Übererregungszustand erhalten. Die Symptome der Übererregung und der erhöhten Schreckhaftigkeit teilen uns also auch mit, dass wir mit der traumatischen Situation noch nicht abgeschlossen haben. Unser Körper »glaubt«, dass die Gefahr noch nicht vorüber ist. Deshalb kann es sein, dass unsere Muskulatur noch immer sehr angespannt ist und dass wir auf die geringsten Auslöser mit extremer Schreckhaftigkeit reagieren.

2.5 Der »natürliche« Traumaverlauf

Es gibt einen *natürlichen* Traumaverlauf mit bestimmten Symptomen, der *normal* ist.

Es gibt eine Art des natürlichen Traumaverlaufs, innerhalb dessen eine bestimmte Symptomatik zunächst normal ist. Die Symptome, die in den verschiedenen Phasen auftreten, sind zunächst – wie bereits erwähnt – eine *natürliche* Antwort auf die Verarbeitung außergewöhnlicher Erlebnisse.

In der *Schockphase* herrscht Verwirrung vor.

Die erste Phase nach einer Traumatisierung nennt sich die *Schockphase*. Hier herrscht zunächst Verwirrung des Betroffenen vor. Oftmals ist der Mensch, dem das Unfassbare widerfahren ist, in den Momenten nach dem Ereignis z. B. unfähig, sich an wichtige Daten zu erinnern, wie z. B. an die eigene Telefonnummer. Dieser Zustand kann zwischen einer Stunde bis hin zu einer Woche andauern. Das ist unbedenklich, wenn die Erinnerung nach einer Woche zurückkehrt und wenn keine Gehirnschädigung, die z. B. durch eine Kopfverletzung verursacht sein kann, vorliegt.

Die *Einwirkungsphase* ist von vielen Reaktionen auf das Trauma gekennzeichnet.

Die anschließende Phase wird die *Einwirkungsphase* genannt. Sie kann bis zu ca. zwei Wochen anhalten. Kennzeichnend ist, dass der Betroffene von den unfassbaren Geschehnissen innerlich vollkommen beansprucht ist. Traumatisierte Menschen entwickeln in dieser Phase ihre eigene charakteristische Symptomatik, um mit dem Unbegreiflichen irgendwie zu Recht zu kommen.
Einige Betroffene berichten, wie unter einem Zwang, immer wieder über die Vorfälle. Bei einigen treten nun auch starke Selbstzweifel und depressive Zustände auf. Einige Menschen klagen in dieser Phase über Gefühle wie Hilflosigkeit und Ohnmacht. Es kommt auch vor, dass Betroffene in dieser Phase das Gefühl haben, in der Situation versagt zu haben. Es können aber auch starke Aggressionen gegen den Verursacher des Traumas auftreten, die von Wutanfällen begleitet sein können. Schlafstörungen sind in dieser Phase keine Seltenheit. Weitere Anzeichen der *Einwirkungsphase* sind extreme körperliche

Übererregbarkeit, eine außergewöhnliche Wachheit, eine erhöhte Schreckhaftigkeit, Gedächtnisstörungen, Konzentrationsstörungen, Alpträume und unerwünschte Gedanken und Bilder (die so genannten Intrusionen), die sich dem Betroffenen aufdrängen. Nach dem Erleben eines Traumas, wie z. B. bei schweren Verkehrsunfällen, kann es auch vorkommen, dass der Betroffene sich zunächst vorwirft, selbst überlebt zu haben, während andere an den Folgen des Unfalles verstorben sind. In der Einwirkungsphase leiden fast alle Menschen an mehreren oder sogar an allen beschriebenen Reaktionen. Sie sollen dem Betroffenen, wie gesagt, dabei helfen, heilende Handlungen zu planen. Gehen diese Reaktionen im weiteren Zeitverlauf zurück, und sind sie nicht zu sehr belastend für den Betroffenen, können sie zunächst als *normale* Reaktionen auf ein anormales Ereignis betrachtet werden.

In der *Erholungsphase*, die im Allgemeinen zwei bis vier Wochen nach dem Trauma anfängt, beginnen einige Menschen, sich von dem Trauma zu erholen. In günstigen Fällen gehen die beschriebenen Symptome langsam zurück. Das traumatische Ereignis ist immer noch von zentraler Bedeutung, doch kehrt allmählich – nach und nach – wieder Alltag ein.

In der *Erholungsphase* tritt wieder Normalität ein, wenngleich das Ereignis noch immer von zentraler Bedeutung ist.

2.6 *Erste Hilfe*

2.6.1 *In der Phase der akuten Traumatisierung*

Was können Sie tun, wenn Sie gerade einem traumatischen Erlebnis ausgeliefert waren? Was können die Menschen tun, die mit einem Menschen umgehen, der gerade eben ein Trauma erlebt hat?
Das Wichtigste nach einem Trauma – und das versteht sich eigentlich von selbst – ist zunächst, sich außer Gefahr zu begeben. Das Aufsuchen eines sicheren Ortes hat oberste Priorität.

Nach einem traumatischen Ereignis muss der Betroffene sich zunächst an einen sicheren Ort begeben bzw. dort hingebracht werden.

Wenn dieser Ort gefunden wurde, geht es als Nächstes darum, sich zu beruhigen.

Der Betroffene befindet sich in einem Ausnahmezustand. Jetzt gilt es, ihn zu beruhigen.

Traumatisierte befinden sich nach dem Erlebnis in allerhöchster Erregung. Diese Erregung kann dazu führen, dass sie, nur um irgendetwas zu tun, etwas unternehmen könnten, was ihnen noch zusätzlich schadet. Wenn Sie Kontakt mit einem akut Betroffenen haben, versuchen Sie, ihn zu beruhigen. Machen Sie ihm klar, dass er jetzt nichts tun muss, außer sich zu beruhigen. Sagen Sie ihm, dass Sie oder andere sich um alles kümmern werden, was jetzt zu tun ist.
Sollten Sie z. B. der oder die Erste sein, der oder die an einem Unfallort eintrifft, verständigen Sie andere Menschen, damit in jedem Falle jemand vorort ist, der den Betroffenen beruhigen kann, während sich andere um die anstehenden Aufgaben kümmern können. Verhindern Sie, dass die Betroffenen, die sich in einem traumatischen Ausnahmezustand befinden, etwas unternehmen, was ihnen zusätzlich schaden könnte.

Spontane Heilkräfte können nur im Ruhezustand aktiviert werden.

Beruhigung steht deshalb an oberster Stelle, weil die körpereigenen Erholungsprozesse und die spontanen Heilkräfte nur in ruhigem Zustand aktiviert werden. Ansonsten kommt es zu einem zusätzlichen Kräfteverschleiß, der in einen Erschöpfungszustand münden kann. Dieser Zustand hängt dann nicht mehr direkt mit dem Trauma zusammen, sondern mit der Zeit danach.

2.6.2 *Nach der akuten Traumatisierungsphase*

Auch in der Zeit, die der Akuttraumatisierung folgt, hat die Beruhigung und Stabilisierung höchste Priorität.

Auch in den Stunden, Tagen und manchmal Wochen nach einem traumatischen Erlebnis geht es erstrangig um Beruhigung und Stabilisierung. Die körperliche Erregung nach dem Erleben eines unfassbaren Erlebnisses ist zumeist sehr hoch. Unternehmen Sie daher alles, was Ihnen je geholfen hat, sich zu beruhigen, wenn Sie sehr aufgeregt waren. Nehmen Sie ein wohltuendes Bad, gehen Sie in einer bekannten, ruhigen Umgebung spazieren, atmen Sie immer wieder tief und ruhig in den Bauch hinein.

Lenken Sie sich zunächst ruhig von der unfassbaren Erfahrung etwas ab, aber nicht im Sinne eines überflutenden Kontrastprogramms! Ihr Körper und Ihr Geist sind damit beschäftigt, das Trauma zu verarbeiten. Wenn Sie zur Entspannung einen Film sehen möchten, greifen Sie auf einen zurück, den Sie schon kennen. Muten Sie sich jetzt keine neuen Eindrücke zu. Wie gesagt, Ihr Geist arbeitet bereits auf Hochtouren. Stürzen Sie sich ebenfalls nicht in Arbeit, um sich abzulenken – fügen Sie sich keinen zusätzlichen Stress zu. Im Moment geht es nur um Beruhigung und Stabilisierung.

Ablenkung ja – aber nicht durch stressige Kontrastprogramme oder ein Sich-in-die Arbeit-stürzen.

Wenn Sie das Gefühl haben, dass es Ihnen gut tut, über das, was Ihnen widerfahren ist zu reden, dann tun Sie es. Wählen Sie Ihre Gesprächspartner aber umsichtig aus. Stellen Sie auch sicher, dass derjenige, dem Sie erzählen möchten, was Ihnen passiert ist, genügend Zeit hat, Ihnen zuzuhören. Sprechen Sie außerdem nur mit Personen Ihres Vertrauens.

Darüber reden, was passiert ist, kann helfen.

Manchmal treffen wir trotz umsichtiger Auswahl unserer Gesprächspartner dennoch auf *merk-würdige* Reaktionsweisen der Menschen, denen wir von unserem unfassbaren Erlebnis berichten. Das kann unterschiedliche Gründe haben, auf die ich an dieser Stelle kurz eingehen möchte. Es ist für Betroffene verständlicherweise sehr schwierig, wenn sie mit ihrem Trauma auf Unverständnis oder gar Ablehnung stoßen, oder wenn sie belehrt werden oder Vorwürfe zu hören bekommen.

Manchmal zeigen die Menschen im Umfeld von Traumatisierten *merk-würdige* Reaktionen.

Was macht es denjenigen, die nicht direkt vom Trauma betroffen sind, manchmal so schwer, damit umzugehen? Wie schon gesagt: Die Wahrscheinlichkeit, eine traumatische Erfahrung im Leben machen zu müssen, ist hoch. Die meisten Menschen werden mindestens einmal in ihrem Leben mit so einem Erlebnis konfrontiert. Doch möchte das verständlicherweise nie-

Wir wollen nicht glauben, dass uns selbst ein traumatisches Erlebnis widerfahren könnte.

mand wirklich wahrhaben. Indem wir die Möglichkeit, uns könnte etwas Unfassbares zustoßen, gar nicht erst ins Auge fassen, schützen wir uns verständlicherweise erst einmal selbst. Würden wir uns ständig damit befassen, dass uns etwas zustoßen könnte, wären wir nicht mehr in der Lage, unseren Alltag zu leben.

Wenn wir mit Betroffenen konfrontiert sind, fühlen wir uns oft bedroht und bekommen Angst, uns könnte auch etwas zustoßen. Dann wenden wir uns ab.

Wenn nun jemand aus unserem Umfeld einem traumatischen Erlebnis ausgesetzt ist oder wir erfahren, dass er oder sie zu einem früheren Zeitpunkt solchen Erfahrungen ausgesetzt war, müssen wir uns damit befassen, dass schreckliche Dinge in unserem direkten Umfeld passieren. Manchmal fühlen wir uns dann selbst bedroht. Plötzlich können wir die Idee, dass uns nichts passieren kann, nicht mehr aufrechterhalten. Wenn etwas Schreckliches in unserem direkten Umfeld passiert, dann – so wird uns plötzlich bewusst – kann es uns möglicherweise auch passieren. Das macht uns verständlicherweise Angst. Und manchmal können wir mit dieser Angst nicht umgehen.
Die Konfrontation mit jemandem, dem etwas Schreckliches zugestoßen ist, macht es einigen Menschen dann nicht mehr möglich, so zu tun, als könne ihnen nichts passieren. Deshalb gehen sie Menschen, die auf irgendeine Weise traumatisiert worden sind, manchmal aus dem Weg oder versuchen, ihm die Schuld an dem Ereignis zu geben. Wenn das traumatisierte Opfer nämlich selbst Schuld an seiner Lage wäre, können wir uns sagen, dass wir keineswegs so handeln würden wie er. Damit verschaffen wir uns wieder Kontrolle.

Angemessene Reaktionen setzen die Prüfung der eigenen Ängste voraus.

Als Betroffener ist es wichtig, zu wissen, wie solche *merkwürdigen* Reaktionen zustande kommen, damit wir diese Reaktionen nicht noch zusätzlich, zu unserem Trauma, auf uns beziehen. Und für die Menschen, die mit Betroffenen umgehen, ist es wichtig, sich selbst kritisch zu betrachten – die eigenen Ängste im Zusammenhang mit dem Trauma zu prüfen – um angemessen reagieren zu können.

Wenn Sie eine vertrauenswürdige Person haben, mit der Sie über die Geschehnisse sprechen können, muten Sie sich bitte nicht zu viel zu. Die ganzen schrecklichen Momente einer traumatischen Situation detailliert nochmals durchzugehen, kann die Angst verstärken. Es kann dann zu einer so genannten Retraumatisierung kommen. Erzählen Sie nur das, wovon Sie glauben, dass es Sie entlastet. Spüren Sie in sich hinein, wie viel Sie sich zu welchem Zeitpunkt zumuten wollen und können.

Überfordern Sie sich nicht selbst, wenn Sie über das Trauma sprechen!

In jedem Falle gilt: Nach einer Traumatisierung brauchen Sie Zeit, um das Geschehnis verarbeiten zu können. Lassen Sie sich von niemandem drängen. Schwere seelische Verletzungen heilen langsam.

Schwere seelische Verletzungen heilen langsam!

Und versuchen Sie zunächst Distanz zu der traumatischen Erfahrung zu bekommen. Es ist nicht notwendig und vor allem nicht hilfreich, sich vorzeitig wieder mit belastenden Eindrücken zu konfrontieren. Erst wenn Sie sich weitestgehend erholt haben, und die Fähigkeit wiedererlangt haben, sich selbst zu beruhigen und zu distanzieren, können Sie daran denken, sich mit den belastenden Vorfällen wieder zu konfrontieren.

Versuchen Sie, Distanz zu bekommen.

Aus psychotraumatologischer Sicht hat es sich bewährt, in den ersten vierzehn Tagen nach einem traumatischen Erlebnis möglicherweise nicht zu arbeiten. Besprechen Sie mit ihrem Hausarzt oder mit dem Arzt, der Sie während dieser Zeit betreut, wann Sie sich wieder arbeitsfähig fühlen. Bei manchen Menschen arbeiten die Selbstheilungskräfte schneller, bei anderen brauchen sie länger, bis sie aktiviert werden.

Besprechen Sie mit Ihrem Arzt, ab wann Sie wieder arbeiten und setzen Sie sich nicht unter Druck!

Nochmals: Setzen Sie sich selbst nicht unter Druck, möglichst schnell wieder »funktionieren« zu müssen. Und: Lassen Sie sich auch von niemandem sonst unter Druck setzen. Denn: Druck erzeugt immer Gegendruck, der bei der Verarbeitung keinesfalls hilfreich ist.

Druck erzeugt Gegendruck!

Ein festes Tagesritual hilft am Anfang, wieder eine Struktur zu finden.

Planen Sie ein festes Tagesritual ein, an das Sie sich dann auch halten. Nach dem Durchleben eines unfassbaren Erlebnisses ist es besonders wichtig, wieder eine Struktur zu finden, die seelischen Halt gibt. Ein Beispiel hierfür finden Sie in den Tabellen im Anhang.

3 *Wenn die Selbstheilungskräfte nicht ausreichen*

Das Zurückerlangen des Gefühls der Sicherheit und der Vorhersagbarkeit hängt natürlich auch davon ab, ob die Selbstheilungskräfte im Leben eines Menschen genügend von Seiten des sozialen Umfeldes unterstützt werden. Wenn ein Mensch nicht genügend Unterstützung durch Familie, Freunde, Bekannte oder Arbeitskollegen findet, um mit der Situation zurechtzukommen, kann dies leicht eine akute Belastungsreaktion oder in der Folge eine Posttraumatische Belastungsstörung auslösen. Wenn Sie sich Unterstützung wünschen und diese in ihrem sozialen Umfeld nicht bekommen können (was viele verschiedene Gründe haben kann) scheuen Sie nicht davor zurück, fachliche Hilfe in Anspruch zu nehmen.

Wenn wir in unserem sozialen Umfeld nicht genügend Unterstützung finden, kann fachliche Hilfe das Gefühl der Sicherheit zurückbringen.

3.1 *Wann sind die Symptome der Heilung nicht mehr förderlich?*

Wie wir gesehen haben, sind die Symptome, die nach einem traumatischen Erlebnis auftreten können, zunächst – auch wenn sie für den Betroffenen quälend sind – Heilungsversuche

Wie lange sind die Symptome nach einer Traumatisierung

der Heilung förderlich?

des Organismus. Wie das Fieber bei einer Grippe uns sagt, dass wir im Bett bleiben müssen, weil die Krankheitserreger noch im Körper sind, erinnern uns die Intrusionen, die Alpträume und die anhaltende körperliche Erregung daran, dass wir das Trauma noch nicht verarbeitet haben. Und unsere Vermeidungsstrategien setzen ein, damit wir uns nicht zu früh an die Verarbeitung des Traumas heranwagen. Aber wie lange sind diese Symptome der Heilung förderlich? Wann sollten wir zu unterstützenden Maßnahmen greifen?

3.1.1 Ausbleiben der Erholungsphase

Wenn die *Erholungsphase* ausbleibt, kann es sein, dass das Erlebte aufgrund der Schwere der seelischen Verletzung einfach nicht *fassbar* ist.

Etwa ein Drittel der Betroffenen erholt sich nicht so schnell von einem traumatischen Erlebnis. Das kann daran liegen, dass sie besonders schwere seelische Verletzungen davongetragen haben. Das heißt, dass das Ausmaß des Schreckens für den Betroffenen einfach nicht *fassbar* ist. Dann kann das Erlebnis nicht als schreckliche Erfahrung, die der Vergangenheit angehört, im Gedächtnis aufbewahrt werden. Die Empfindungen, die zu dem Erlebten gehören, beginnen dann quasi ein Eigenleben zu führen.

Das Gefühl von emotionaler Taubheit oder Losgelöstheit ist ein solcher Hinweis darauf, dass die Verarbeitung des Traumas erschwert sein könnte.

Auch wenn es in der Zeit nach traumatischen Erlebnissen zu Gefühlen wie z. B. von emotionaler Taubheit kommt, bei welcher manche Betroffene sich wie losgelöst fühlen und eine Reaktion auf der Gefühlsebene nicht möglich ist, kann dies ein Hinweis darauf sein, dass die Verarbeitung des Traumas in diesem Fall gestört ist. Die Betroffenen können sich z. B. wie betäubt fühlen und in der bewussten Wahrnehmung ihrer Umwelt eingeschränkt fühlen, und auch wirklich eingeschränkt sein. Ganz abgesehen davon, dass diese Gefühle sehr unangenehm sind und möglicherweise auch Angst machen, sind sie wichtige Hinweise dafür, dass die Verarbeitung der traumatischen Erlebnisse durch die Selbstheilungskräfte möglicherweise nur eingeschränkt funktioniert.

Auch das von manchen Menschen entwickelte Phänomen, sich unter Belastung »verschwinden« zu lassen, was bedeutet, dass sie aus einer Distanz beobachten können, was geschieht, während sie das Gefühl haben, dass das, was geschieht, nicht wirklich mit ihnen passiert, sondern mit jemand anderem, kann ein Indiz für eine erschwerte Verarbeitung sein. Dieses Phänomen wird Dissoziation genannt und tritt während des Durchlebens traumatischer Situationen sehr häufig auf. Während des traumatischen Ereignisses ermöglicht dieses Phänomen dem Betreffenden, das Ereignis aus der Zuschauerperspektive zu betrachten und keine oder nur begrenzte seelische oder körperliche Schmerzen zu erleben. Die Dissoziation kann eine effektive Möglichkeit sein, weiter zu funktionieren, während das traumatische Ereignis geschieht. Wenn die Dissoziation aber anhält, nachdem das akute Trauma vorbei ist, wirkt sie sich störend auf das Erleben im Alltag aus. Die Dissoziation schützt zwar – und das ist das Positive – vor überwältigenden negativen Gefühlen, aber sie kann auch das Gefühl des »Totseins« und der Isolation zur Folge haben.

Das Phänomen der so genannten Dissoziation, bei dem Menschen sich unter Belastung »verschwinden lassen« können, kann in der traumatischen Situation selbst hilfreich sein. Tritt es auch Wochen später noch auf, kann es zu dem schrecklichen Gefühl des Totseins führen und die Verarbeitung der traumatischen Erfahrung möglicherweise ebenfalls erschweren.

Es kommt auch vor, dass Menschen sich an das schreckliche Erlebnis nicht mehr oder nicht mehr vollständig erinnern können. Das liegt daran, dass manche Menschen, wenn sie sich bedroht fühlen bzw. bedroht werden, eine beträchtliche Verengung des Bewusstseins erleben können. Sie sind dann nur noch auf die in der Situation wichtigsten Wahrnehmungen konzentriert. Wenn Menschen schwer traumatisiert werden, kann diese Verengung des Bewusstseins zu einem kompletten oder nahezu kompletten Ausblenden bezüglich der traumatischen Erfahrung führen. Es kommt zu einer teilweisen oder vollständigen Amnesie, die Traumatisierung betreffend. Obwohl dieses Phänomen unsere Seele vor schrecklichen Erinnerungen schützt – was zunächst sehr hilfreich zu sein scheint – kann es doch ein weiteres Indiz dafür sein, dass die Verarbeitung der traumatischen Erfahrung schwierig werden könnte.

Ein weiteres Indiz für eine möglicherweise erschwerte Trauma-Verarbeitung ist die so genannte Amnesie. Diese führt dazu, sich an wichtige Aspekte oder gar an das komplette Trauma nicht mehr erinnern zu können.

3.1.2 *Keine Besserung der Symptome*

Wenn Symptome wie Intrusionen, Schlafstörungen und Alpträume sich nicht deutlich bessern, kann es sein, dass der Selbstheilungsprozess festgefahren ist und fachliche Unterstützung anzuraten ist.

Wenn Reaktionen wie Schlafstörungen, Übererregbarkeit, Konzentrationsstörungen, Alpträume, erhöhte Schreckhaftigkeit, unerwünschte Gedanken und Bilder (Intrusionen), die sich aufdrängen, ca. vier Wochen nach dem traumatischen Erlebnis nicht wesentlich gebessert sind, ist es möglich, dass der Selbstheilungsprozess festgefahren ist und dass man allein nicht mehr weiterkommt. Es könnte sein, dass sich eine so genannte Posttraumatische Belastungsstörung ausgebildet hat, die fachlicher Unterstützung bedarf.

Das Aufsuchen fachlicher Hilfe kann die Angst reduzieren. Es beruhigt, wenn wir wissen, dass die verschiedenen Symptome eine Funktion haben, und dass wir nicht *ver-rückt* werden.

Die dargestellten Symptome haben zwar, wie beschrieben, alle eine Funktion und können in der traumatischen Situation sehr hilfreich sein. Wenn sie jedoch auch noch in der Zeit nach der akuten Bedrohung auftreten, können sie hinderlich bei der Verarbeitung des Traumas sein. Vor allem aber können sie für Betroffene oft Angst einflößend sein. Das ist sehr verständlich: Wir bekommen Angst, wenn wir unsere Umwelt als fremd erfahren, uns an vieles, was das Trauma ausmachte, nicht erinnern können oder uns wie tot fühlen. Auch um die Angst vor den eigenen merkwürdigen Symptomen zu reduzieren, ist es gut, fachliche Hilfe aufzusuchen. Schließlich geht es vor allem darum, sich selbst zu beruhigen. Auch die zuletzt genannten Symptome sind zunächst normale Antworten auf Unfassbares, sie sind aber – und darauf sei nochmals hingewiesen – auch ein Indiz dafür, dass die Verarbeitung des Traumas erschwert sein könnte. Es besteht kein Grund zur Panik, wenn diese Symptome auftreten, doch ist es dann zumindest sinnvoll, ein Beratungsgespräch zu führen. Das Aufsuchen fachlicher Hilfe gibt ein Gefühl der Sicherheit zurück, das gerade nach Traumatisierungen häufig gestört ist. Und, wie mehrfach angesprochen: Keines der genannten Symptome lässt irgendeinen Rückschluss darauf zu, dass man verrückt wird.

3.1.3 Traumatische Erfahrungen in der Vergangenheit

Es besteht auch die Möglichkeit, dass die neue seelische Verletzung andere frühere schmerzliche Erfahrungen in Form seelischer Wunden wieder geöffnet hat.

Eine der wichtigsten Komplikationen, die eine Verarbeitung traumatischer Erfahrungen erschwert, ist, dass ein neues traumatisches Ereignis andere, lang vergessene Erinnerungen an ein früheres Trauma aktiviert und damit möglicherweise einen so genannten Dominoeffekt auslöst. Ein Mensch, der bislang trotz unfassbaren Erlebnissen nicht von intrusiven (überfallartigen) und belastenden Erinnerungen geplagt wurde, kann nach einer Konfrontation mit einem weiteren traumatischen Ereignis Erinnerungen an frühere Erfahrungen entwickeln. Zum Beispiel kann bei einer medizinischen Fachkraft, die in der Notaufnahme arbeitet und im Laufe ihrer Berufslaufbahn Zeuge vieler grausamer und erschreckender Geschehnisse war, ein einziges zusätzliches Ereignis zum Auslöser einer intrusiven Wiederholung einer Reihe früherer Erfahrungen werden. Auf ähnliche Weise kann eine sexuelle Bedrohung im Erwachsenenalter lang vergessene Erinnerungen an einen Missbrauch im Kindesalter hervorrufen.

Dann können die Erinnerungen an diese schlimmen Erfahrungen alle anderen Erfahrungen überschatten und die Gegenwart des Betroffenen stark beeinträchtigen.

Wenn neue traumatische Erfahrungen in der Vergangenheit liegende unfassbare Erlebnisse aktivieren, kann es zu einem *Dominoeffekt* kommen. Dann besteht die Möglichkeit, dass die Selbstheilungskräfte zunächst nicht mehr wirksam sein können.

Wenn ein traumatisches Erlebnis zur Aufrechterhaltung der Symptome und damit zur Ausbildung einer Belastungsstörung geführt hat, so ist das auch eine Folge der Tatsache, dass die Zeit eben nicht immer im Stande ist, alle Wunden zu heilen.

Die Zeit heilt eben doch nicht alle Wunden.

3.2 *Was tun, wenn die Selbstheilungskräfte nicht ausreichen?*

Es gibt keinen bestimmten Zeitpunkt, zu dem die Symptomatik gebessert oder abgeklungen sein sollte – entscheidend ist der Leidensdruck, dem wir ausgesetzt sind.

Mit den Symptomen einer Traumatisierung verhält es sich ähnlich wie mit einer Grippe. Wenn die Symptome anhalten oder sich gar verschlimmern, sollten wir zu alternativen Mitteln und Methoden greifen oder uns helfen lassen. So wie bei der Grippe auch, gibt es keinen bestimmten Zeitpunkt, der uns zum Handeln zwingt, es sei denn das Fieber erreicht Temperaturen, die lebensgefährlich sind. Warten wir ein, zwei Tage oder gar eine Woche, bis wir uns entschließen, alternative Methoden anzuwenden oder zum Arzt zu gehen? Entscheidend wird es zumeist sein, wie schlecht wir uns fühlen, d. h. wie sehr wir unter den Symptomen der Grippe leiden. Bei den Symptomen der Traumatisierung verhält es sich genauso. Wir sollten dann zu neuen Mitteln und Methoden greifen, wenn wir unter den Symptomen sehr leiden und das Gefühl haben, dass unsere Selbstheilungskräfte nicht ausreichen, um zu gesunden. Die Einschätzung, wann unsere Selbstheilungskräfte zu beansprucht sind, wird individuell verschieden ausfallen. Einige Menschen bleiben zu Hause und pflegen sich, wenn sie die ersten Anzeichen einer Grippe verspüren, um zu verhindern, dass ihr Immunsystem geschwächt wird und um eine möglicherweise schlimmere Ausprägung der Symptomatik zu verhindern. Andere Menschen gehen aber auch noch mit schweren Grippesymptomen ihrer Arbeit nach, weil sie z. B. glauben, sie müssten dies tun und/oder weil sie annehmen, dass ihr Immunsystem doch noch »Herr« über den Krankheitserreger wird. Einige Menschen haben auch Schwierigkeiten damit, sich selbst anzunehmen, wenn es ihnen nicht so gut geht. Sie haben dann das Gefühl, schwach zu sein und das passt möglicherweise nicht zu der Sicht ihrer selbst. Manchmal rächt sich dieser Glaube, in jeder Verfassung noch funktionstüchtig sein zu müssen dann später – manchmal erst sehr viel später. Das Immunsystem kann z. B. in Mitleidenschaft gezogen werden und der nächste kleine Infekt

streckt uns wieder zu Boden. Oder eines oder mehrere Symptome, wie eine chronische Bronchitis, bleiben uns erhalten. Dann haben wir zumeist lang damit zu tun, unsere Gesundheit wieder zurückzuerlangen. Vielleicht haben wir aber auch Glück und wir bleiben von langfristigen Folgen oder einem Wiederaufflackern der Symptome ganz – oder über sehr lange Zeit – verschont. Wir wissen nicht, wie es ausgehen wird.
Genauso wenig wissen wir dies bei traumatischen Symptomen. Bei einer Grippe befinden wir uns zumeist auf der sicheren Seite, wenn wir einen Mediziner konsultiert haben, der eine Diagnose gestellt hat. Möglicherweise war der Erreger doch nicht so aggressiv und wahrscheinlich hätten sich die Symptome innerhalb der nächsten Tage auch ohne unterstützende Maßnahmen von allein zurückgebildet. Vielleicht stellt dieser aber auch fest, dass es mit unserem Immunsystem im Augenblick nicht zum Besten steht und empfiehlt oder verschreibt unterstützende Medikamente und gibt uns weitere Ratschläge, wie wir dieses wieder »in Schwung« bringen könnten. Möglicherweise handelt es sich aber auch um einen sehr aggressiven Erreger, der auf ein außerdem sehr geschwächtes Immunsystem trifft. Die Therapie der Grippe wird sich dann sowohl auf das geschwächte Immunsystem, als auch auf den Krankheitserreger beziehen.

Ein Arztbesuch verschafft uns Sicherheit.

So oder so, wir werden es nicht bereuen, zum Arzt gegangen zu sein. War die Diagnose für uns erfreulich, weil der Erreger doch nicht so aggressiv war, wie wir vielleicht aufgrund unserer Symptome vermutet hatten, fühlen wir uns durch die Diagnose zumeist sehr erleichtert. Hat der Arzt festgestellt, dass unser Immunsystem in Mitleidenschaft gezogen ist, werden wir uns der Stärkung desselben widmen oder diese Information – nachdem wir wieder gesundet sind – genauso schnell wieder vergessen. Sollte der Mediziner jedoch festgestellt haben, dass der Erreger doch sehr aggressiv ist und dass unterstützende Maßnahmen dringend notwendig sind, werden wir umso glücklicher sein, den Arzt aufgesucht und nicht länger gezögert zu haben, um nun zumindest Gewissheit bezüglich der Schwere der Erkrankung zu haben, um nun entsprechend handeln zu können.

Es gibt relativ leichte Grippe-Erkrankungen, aber auch lebensbedrohliche Grippe-Erreger.

Die möglichen Ausprägungen bezüglich der Schwere der Symptomatik einer Grippe oder einer Traumatisierung unterscheiden sich nicht wesentlich voneinander. Es gibt leichte Grippeerkrankungen – es existieren aber auch lebensbedrohliche Grippe-Erreger. Wie sehr der jeweilige Grippe-Erreger – ob leicht oder schwer – unsere körperliche Gesundheit bedroht, hängt auch davon ab, wie gut unser »körperliches« Immunsystem diesem »Paroli« bieten kann.

Auch Traumatisierungen können unterschiedlich schwer sein und treffen uns unterschiedlich schwer im Hinblick auf den Zustand unseres »seelischen« Immunsystems.

Analog gilt: Wie sehr ein traumatisches Erlebnis, ob (subjektiv erlebt und betrachtet) leicht oder schwer, unsere seelische Gesundheit bedroht, hängt davon ab, wie gestärkt oder geschwächt unser »seelisches« Immunsystem ist. Um diese Zusammenhänge noch weiter zu verkomplizieren: Unsere Seele und unser Körper gehören zusammen. Deshalb sind beide in einer »Hülle« untergebracht und deshalb existieren sie nicht unabhängig voneinander. Das bedeutet wiederum, dass unsere körperliche Verfassung sich auf unseren seelischen Zustand auswirkt und umgekehrt.

Es gibt aber einen gravierenden Unterschied zwischen der »Grippe« und einer Traumatisierung. Der Unterschied besteht darin, dass der Grippe-Erreger sich zumeist erstrangig auf den Körper auswirkt, während die Traumatisierung sich zumeist in erster Linie auf die Seele legt.
Die meisten Mediziner sind Fachleute für den menschlichen Körper, wohingegen Psychologen und Psychotherapeuten Fachleute für die Seele sind. Daher ist der richtige Ort für eine Beratung oder eine Therapie die Seele betreffend, die Psychotherapiepraxis. Hier finden Sie Unterstützung und Hilfe, wenn Sie das Gefühl haben, mit einer psychischen Belastung allein nicht zurechtzukommen.

3.3 *Ärzte, Psychologen, Psychotherapeuten und Psychiater: eine Orientierungshilfe*

Wohin gehen, wenn ich mich entschlossen habe, bei der Verarbeitung eines Traumas Hilfe in Anspruch zu nehmen oder mich zunächst einmal beraten zu lassen? Zugegeben: Es ist schwierig, sich in dem Dschungel der Therapie für die Seele zurechtzufinden. Daher wird es nun zunächst darum gehen, zu klären, wer denn eigentlich die *Fachkraft* auf dem Gebiet Traumatisierung ist.

Wer ist denn eigentlich die Fachkraft für Traumatisierungen?

Grundsätzlich gilt, dass es zwei verschiedene Arten von Psychotherapeuten gibt, die durch ihre Grundausbildung unterschieden werden können, nämlich *psychologische* und *ärztliche* Psychotherapeuten. Während der eine ein Studium der Psychologie absolviert hat, hat der andere Medizin studiert. Beide haben eine zusätzliche Ausbildung in Psychotherapie. Es gibt viele verschiedene Ausrichtungen dieser psychotherapeutischen Ausbildungen. Von den Krankenkassen sind allerdings nur zwei Verfahren anerkannt. Darum werde ich auch nur diese beiden Verfahren kurz in Umrissen bezüglich ihrer Unterschiede erklären. Die gesetzlichen und privaten Kassen zahlen zum gegenwärtigen Zeitpunkt eine so genannte Psychoanalyse oder eine Verhaltenstherapie.

Es gibt *psychologische* und *ärztliche Psychotherapeuten*, die wiederum verschiedenen Fachrichtungen angehören.

3.3.1 *Psychoanalyse*

In der Psychoanalyse geht es kurz gesagt darum, die unbewussten Bedingungen der aktuellen Konflikte und Symptome zu erkennen. Wenn die Konflikte und Symptome einem *inneren* Konflikt entspringen, ist eine Psychoanalyse sinnvoll. Ein Leitziel der Psychoanalyse ist es, eine eventuell blockierte Selbstentfaltung nachzuholen. In der Psychoanalyse wird der Patient nicht aktiv gelenkt, beeinflusst oder geführt. Grundsätzlich geht es in einer Analyse darum, alle Einfälle, Gedanken oder

Die Psychoanalyse findet im Liegen statt und dauert etwa 150 – 250 Stunden. Gearbeitet wird an der Lebensgeschichte des Patienten.

Körpergefühle auszusprechen, die dem Patienten während einer Sitzung kommen. Die Psychoanalyse findet im Liegen (auf der Couch) statt. Sie dauert im Normalfall ca. 150 bis 250 Stunden, bei einer wöchentlichen Sitzungsanzahl von zwei bis vier Stunden. Die Psychoanalyse dauert deshalb so lange, weil die Lebensgeschichte des Patienten durchgearbeitet werden muss.

3.3.2 *Verhaltenstherapie*

Die Verhaltenstherapie findet im Sitzen statt und dauert 25 (Kurzzeittherapie) bis 75 (Langzeittherapie) Stunden. Gearbeitet wird an der aktuellen Symptomatik.

Die Verhaltenstherapie findet hingegen im Sitzen statt. Die Sitzungsanzahl pro Woche beträgt im Normalfall ein bis zwei Sitzungen. Eine Kurztherapie dauert 25 Stunden, eine Langzeittherapie 75 Stunden.
In der Verhaltenstherapie ist das Leitziel eine Verhaltensänderung, die durch verschiedene Methoden herbeigeführt werden soll. Bei dieser Therapieform geht es nicht darum, die Lebensgeschichte des Patienten durchzuarbeiten, sondern an der aktuellen Symptomatik zu arbeiten, um diese zum angestrebten Ziel hin zu verändern.
Da die Symptome einer Traumatisierung nicht etwa inneren Konflikten entspringen, sondern ihren Ursprung in realen Erlebnissen haben, ist die Verhaltenstherapie der Psychoanalyse im Falle einer Traumatisierung in der Regel vorzuziehen.

3.3.3 *Traumatherapeuten*

Es gibt spezielle Traumatherapeuten.

Für die Behandlung von Traumata gibt es Therapeuten, die zusätzlich zum Studium der Psychologie oder Medizin und der Psychotherapie-Ausbildung eine weitere Ausbildung im Bereich der Traumatherapie haben. Diese Therapeuten haben das Fachwissen, um mit Traumaopfern gezielt an der Symptomatik arbeiten zu können.

3.3.4 *Wo den geeigneten Therapeuten finden?*

Wo findet man nun den geeigneten Therapeuten?
Eine Möglichkeit besteht darin, mit einer Universität in Ihrer Nähe Kontakt aufzunehmen. Die richtigen Ansprechpartner finden Sie im Allgemeinen an den Fakultäten für Psychologie und hier wiederum im Bereich der Klinischen Psychologie. Sofern die Universitäten selbst keine Traumatherapien durchführen, wissen die Mitarbeiter der Lehrstühle doch häufig, an wen Sie sich wenden können, um Therapeuten zu finden. Es gibt auch einige Institute, die sich auf Psychotraumata spezialisiert haben. Der Besuch von entsprechenden Seiten im Internet ist eine gute Möglichkeit, diese zu finden.

Universitäten sind gute Ansprechpartner, um bei der Suche nach Therapeuten zu helfen. Auch im Internet wird man fündig.

3.3.5 *Wartezeiten: Geduld!*

Leider ist es so, dass viele Therapeuten längere Wartezeiten haben, sodass Sie möglicherweise etwas Geduld aufbringen müssen, um einen freien Therapieplatz zu finden. Lassen Sie sich nicht entmutigen, wenn Sie beim ersten Anruf bei einem Therapeuten nicht sofort Erfolg haben und einen Platz angeboten bekommen. Bleiben Sie dran und lassen Sie sich, wenn es Ihnen nicht so gut geht, von jemandem bei der Suche helfen.

Geduld ist bei der Suche nach einem Therapeuten oft notwendig.

3.3.6 *Es gibt keinen Röntgenblick*

Und was sind das denn nun eigentlich für Menschen, diese Psychologen und Psychotherapeuten? Es gibt viele Vorurteile und viele vermeintlich gute Gründe, sich von Psychotherapiepraxen fernzuhalten. Die Angst, Psychologen oder Psychotherapeuten könnten z. B. einen so genannten *Röntgenblick* haben, und in die tiefsten Abgründe unserer Seele blicken, ist allerdings unbegründet. Niemand kann das. Psychologen und Psychotherapeuten können aufgrund ihrer fundierten Ausbildung im Hinblick auf die Psyche des Menschen eine Symptomatik in diesem Bereich schneller zuordnen, aber einen Rönt-

»Psychologen und Psychotherapeuten haben einen Röntgenblick. Außerdem gehören sie alle selbst in die *Klapse*.«

genblick haben Sie nicht. Auch die Behauptung, Psychologen oder Psychotherapeuten bräuchten doch eigentlich alle selbst einen »Seelenklempner«, oder »Der oder die hat diesen Beruf doch nur deshalb gewählt, weil bei ihm oder ihr auch irgendetwas nicht stimmt« sollte kein Argument sein, das Sie davon abhält, Hilfe in Anspruch zu nehmen. Vielleicht ist es wirklich so, dass viele Menschen, die diesen Beruf wählen, selbst schon durch Täler gegangen sind. Möglicherweise haben sie z. B. selbst schon an depressiven Verstimmungen gelitten, vielleicht gab es auch Familienmitglieder, die psychische Probleme hatten. Das können natürlich Gründe dafür sein, diesen Beruf zu wählen. Es ist aber so, dass Psychotherapeuten sich im Rahmen ihrer Ausbildungen auch mit sich selbst auseinander setzen müssen. Bei den Verhaltenstherapeuten gehört eine so genannte Selbsterfahrung, bei den Psychoanalytikern eine so genannte Lehranalyse zum Ausbildungsinhalt. Vielleicht ist es ja sogar von Vorteil, wenn ein Therapeut selbst schon erfahren hat, was es z. B. heißt, unter Depressionen zu leiden oder traumatisiert zu sein. Es ist anzunehmen, dass er aufgrund seiner eigenen Erfahrung besser verstehen kann, wie es dem Patienten mit Depressionen oder einer Traumatisierung gerade geht.

3.3.7 Psychotherapeutische Praxen

Es gibt verschiedene Arten psychotherapeutischer Praxen.

Viele Menschen haben auch ein bisschen Angst davor, einen Psychologen oder einen Psychotherapeuten aufzusuchen, weil sie nicht wissen, was in einer solchen Praxis passiert und wie es dort aussieht. Während wir zumeist schon in jungen Jahren beim Kinderarzt oder beim Zahnarzt waren und daher wissen, was uns dort erwartet, haben wir möglicherweise noch keine psychologische Praxis von innen gesehen. Was erwartet uns nun dort?

Es gibt psychotherapeutische Praxen, in der nur ein Therapeut tätig ist, aber auch größere Praxisgemeinschaften bis hin zu größeren Instituten, in denen viele Therapeuten arbeiten. In einigen Praxen gibt es einen Empfang mit einer Sekretärin, die uns begrüßt, in anderen Praxen öffnet uns der Therapeut selbst die Tür. Im Allgemeinen ist es so, dass die Therapieräume mit freundlichen Farben gestaltet sind, sodass man sich wohl fühlen kann. In einigen Praxen stehen in den Therapieräumen nur zwei Stühle, von denen einer dem Therapeuten und einer dem Klienten zugedacht ist. Manchmal gibt es auch mehrere Stühle um einen Tisch herum, sodass man sich eine Sitzgelegenheit auswählen kann. Auch in verhaltenstherapeutischen Praxen gibt es häufig eine Couch oder eine am Boden liegende Matratze. Ein solches Liegemöbel wird dort häufig dazu benutzt, Entspannungstechniken einzuüben. Manchmal gibt es auch technische Ausstattungen, wie Kassettenrecorder oder Kameras. Dies ist speziell in Institutionen der Fall, in denen auch geforscht wird, wie z. B. an Universitäten. Diese technischen Geräte, sofern sie vorhanden sind, brauchen Ihnen aber keine Angst einzujagen. Aufzeichnungsgeräte, gleich welcher Form, dürfen nur eingeschaltet werden, wenn der Klient sich mit einer Aufzeichnung einverstanden erklärt hat. Die übrige Ausstattung hängt zumeist vom persönlichen Geschmack des Therapeuten ab, wenn er in seiner eigenen Praxis arbeitet. Die Ausstattungen im Hinblick auf das Mobiliar sind bei Institutionen, wie z. B. an Universitäten manchmal schon etwas veraltet und oft auch nicht gerade schön. Das lässt jedoch keinen Schluss auf die Qualität der Therapie zu. Gerade in diesen Institutionen wird viel Wert auf die Ausbildungen der Therapeuten gelegt und weniger Wert auf die Schönheit des Mobiliars.

3.3.8 Die ersten Stunden beim Therapeuten: Ankommen und Diagnose

Was passiert denn nun in der ersten Stunde beim Therapeuten? Erstmal: Ankommen.

Was passiert nun, wenn Sie zum ersten Mal in einer psychotherapeutischen Praxis angekommen sind?
Der Therapeut wird Sie im Allgemeinen zunächst begrüßen und Ihnen einen Platz anbieten. Vielleicht wird er Sie fragen, wie Sie in die Praxis gefunden haben, oder Ihnen zunächst einige ganz allgemeine Fragen stellen, damit Sie erst einmal in Ruhe an-

kommen und sich umsehen können. Möglicherweise wird der Therapeut Ihnen etwas über die Institution erzählen, in der er arbeitet, und Ihnen Gelegenheit geben, Fragen zu stellen. Im Normalfall wird er Sie erst nach einer »Anwärmzeit« fragen, was der Anlass Ihres Besuches bei ihm ist. Der weitere Verlauf der ersten Stunde wird individuell unterschiedlich sein.

Bevor eine Therapie beginnen kann, muss eine Diagnose gestellt werden.

Grundsätzlich wird es aber darum gehen, zunächst eine Diagnose zu stellen, falls diese nicht z. B. in einem Krankenhaus bereits gestellt worden ist. Ob diese Diagnose bereits in der ersten Stunde gestellt wird, oder ob damit zumindest begonnen werden kann, wird vor allem davon abhängen, wie es Ihnen geht.

Es gibt verschiedene Methoden der Diagnosestellung.

Die Diagnose kann bei verschiedenen Therapeuten mit unterschiedlichen Methoden erstellt werden.
Dies ähnelt der Unterschiedlichkeit der verschiedenen Diagnosemethoden von Ärzten unterschiedlicher fachlicher Ausrichtung. Das heißt, dass der Hausarzt wahrscheinlich zunächst eine körperliche Untersuchung vornimmt, wenn wir mit einer Grippe vorstellig werden. Vielleicht lässt er ein Blutbild anfertigen oder er lässt uns Urin abgeben, um diesen untersuchen zu können. Der chinesische Mediziner wird andere diagnostische Verfahren heranziehen. Er wird möglicherweise die Zunge auf ihren Belag und den Puls auf spezielle Weise untersuchen. Der Heilpraktiker oder der Homöopath wiederum bedienen sich vielleicht der Irisdiagnose oder anderer diagnostischer Verfahren, mit denen sie gute Erfahrungen gemacht haben und die typisch für das jeweilige Heilverfahren sind.

Das diagnostische Gespräch ist wichtig, um das Vorliegen und die Schwere von Symptomen abzuklären.

Das Gespräch darüber, wie es Ihnen geht, ist eine der wichtigsten diagnostischen Methoden in der Psychotherapie. Dieses diagnostische Gespräch wird in den meisten Fällen geführt, bevor eventuelle weitere Methoden zur Anwendung kommen. Der Therapeut wird Ihnen Fragen im Hinblick auf Ihre Symptome stellen. Es wird ihn interessieren, zu erfahren, wie Sie sich im Hinblick auf Ihr traumatisches Erlebnis fühlen. Er wird Sie möglicherweise zunächst eher allgemein zu Ihren Symptomen befragen, um dann genauer nachzufragen, damit er sich ein differenziertes Bild machen kann.

Manchmal werden zur Diagnose auch Fragebögen verwandt.

Institutionen, wie z. B. Universitäten, die neben der Therapie auch den Auftrag haben zu forschen, arbeiten zumeist zusätzlich mit verschiedenen Fragebögen. Diese werden entweder vom Klienten oder vom Therapeuten ausgefüllt und von Letzterem ausgewertet. Hier geht es zumeist auch darum, herauszufinden, welche Symptome vorhanden sind und wie stark diese ausgeprägt sind. Es könnte sein, dass Sie das Ausfüllen als sehr anstrengend erleben, doch liefern diese Fragebögen wichtige Informationen im Hinblick auf die Planung Ihrer individuellen Therapie. Sollten Sie durch das, was Ihnen widerfahren ist, sehr stark belastet sein, wird diese Diagnosemethode ohnehin erst zur Anwendung kommen, wenn es Ihnen besser geht.

Bei der Diagnose ist es wichtig, nichts zu übersehen.

Manchmal kommen einem die Fragen, die gestellt werden, komisch vor oder man fragt sich, was diese Fragen mit dem eigenen Anliegen überhaupt zu tun haben. Manche Therapeuten fragen z. B. auch danach, ob Sie an sich selbst bereits vor der Traumatisierung andere Symptome wahrgenommen haben. Er könnte sich z. B. danach erkundigen, ob Sie schon einmal unter Depressionen oder Essstörungen oder anderen psychischen Störungen gelitten haben. Der Therapeut stellt Ihnen diese Fragen nicht, weil er etwa den Eindruck hätte, dass Sie eine psychische Störung hätten, sondern um bei der Therapieplanung nichts zu übersehen. Wenn Sie z. B. zu einem früheren Zeitpunkt unter Depressionen gelitten haben und sich nun – möglicherweise auch durch Ihr traumatisches Erlebnis bedingt – schon wieder sehr depressiv fühlen, ist es gut, wenn der Therapeut dies weiß. Die Depression müsste in diesem Falle nämlich mitbehandelt werden. Es gibt auch einige Störungen, die erst behandelt werden müssen, bevor eine Traumatherapie eingeleitet werden kann. Ein Trauma bei z. B. gleichzeitigem Vorliegen einer Alkoholsucht kann häufig erst behandelt werden, wenn das Alkoholproblem angegangen wurde.

Das traumatische Erlebnis muss nicht gleich zu Beginn berichtet werden, wenn Sie noch nicht darüber sprechen können oder wollen.

Ob das, was Ihnen passiert ist, in der ersten oder den ersten Stunden zur Sprache kommt, wird davon abhängen, ob Sie schon darüber sprechen können oder wollen. Es ist nicht dringend notwendig, gleich zu Beginn die oft schrecklichen Erfahrungen mitzuteilen. Wenn es Ihnen in der ersten Phase des Kennen lernens unangenehm ist, über ihre Erfahrungen zu berichten, warten Sie ab, bis Sie genügend Vertrauen gefasst haben. Ein Gefühl der Sicherheit wiederzuerlangen, ist für Menschen, die ein Trauma erlebt haben, sehr wichtig. Auch in dem oder in den ersten Gesprächen mit Ihrem Therapeuten sollten Sie sich sicher fühlen.

3.3.9 Die »Chemie« muss stimmen

Wichtig für einen Therapieerfolg ist, dass zwischen Ihnen und dem Therapeuten »die Chemie stimmt«.

Überhaupt ist die therapeutische Arbeitsbeziehung sehr wichtig für den Erfolg einer Psychotherapie. Sie sollten das Gefühl haben, bei Ihrem Therapeuten gut aufgehoben zu sein. Wichtig ist, dass – umgangssprachlich ausgedrückt – die »Chemie stimmt«, Sie also ein gutes Gefühl haben und sich aufgehoben fühlen, oder ihm/ihr vertrauen können. Sofern das nicht der Fall ist, sollten Sie sich überlegen, ob Sie mit einem weiteren Therapeuten einen Termin vereinbaren, um zu sehen, ob Sie sich dort möglicherweise besser aufgehoben fühlen. Für den Erfolg einer Therapie ist weniger das therapeutische Verfahren, als eben genau diese zwischenmenschliche Chemie entscheidend. Die Krankenkassen wissen um diese Wichtigkeit auch. Deshalb bezahlen Sie, bevor eine Therapie überhaupt begonnen wird, fünf so genannte *probatorische Sitzungen*, für die kein Antrag bei der Kasse nötig ist. Sie haben also fünf Stunden Zeit, um Ihren Therapeuten kennen zu lernen, und um abschätzen zu können, »ob die Chemie stimmt«. Erst dann ist es notwendig, gemeinsam eine Entscheidung darüber zu treffen, ob Sie und Ihr Therapeut miteinander arbeiten wollen.

Das Geschlecht des Therapeuten kann in einigen Fällen wichtig sein.

Manchmal kann man sich das Geschlecht des Therapeuten nicht aussuchen, weil man froh sein muss, überhaupt einen Therapieplatz gefunden zu haben, bei dem die angesprochene zwischenmenschliche Chemie zwischen Ihnen und Ihrem Therapeuten grundsätzlich stimmt. Und oftmals ist das Geschlecht des Therapeuten auch nicht wichtig für eine gute Arbeitsbeziehung, die zu einem Therapieerfolg führt. In manchen Fällen lohnt es sich aber, schon vor der Suche nach dem geeigneten Therapeuten darüber nachzudenken, ob man lieber mit einer Frau oder einem Mann arbeiten möchte. Beispielsweise könnte es sein, dass eine Frau nach einer Vergewaltigung aus verschiedenen, nachvollziehbaren Gründen nur mit einer Therapeutin arbeiten kann oder will.

3.3.10 Der Therapieantrag

Nach fünf Sitzungen zum gegenseitigen Kennenlernen wird ein Therapieantrag bei der Krankenkasse gestellt.

Was passiert, wenn Sie den für Sie richtigen Therapeuten gefunden haben? Nach den ersten fünf probatorischen Sitzungen ist die Erhebung der Diagnose im Allgemeinen abgeschlossen. Wenn die Diagnose gestellt ist, und Sie festgestellt haben, dass Sie Ihrem Therapeuten vertrauen und mit ihm arbeiten möchten, wird ein Therapieantrag bei der Krankenkasse gestellt. Die Bewilligung seitens der Kassen kann einige Zeit in Anspruch nehmen. In dieser Zeit trägt der Therapeut das Risiko, dass er die Stunden, die er nun mit Ihnen arbeitet, nicht bezahlt bekommt, falls die Krankenkasse den Antrag aus irgendwelchen Gründen ablehnen sollte. Das passiert allerdings nicht häufig. Diese Zeit kann überbrückt werden, indem Sie mit Ihrem Therapeuten vereinbaren, ihm diese Stunden selbst zu bezahlen, falls die Kasse eine Kostenübernahme ablehnen sollte.

3.4 *Therapieziele*

Nun werden die Therapieziele festgelegt. Erst danach beginnt die eigentliche Therapie.

Nun müssen die Therapieziele festgelegt werden. Ihr Therapeut wird das Therapieziel mit Ihnen gemeinsam ausarbeiten. Das heißt, dass Sie beide gemeinsam überlegen, was Sie am Ende der Therapie erreicht haben wollen. Dann erst beginnt die eigentliche Therapie. Ihr Therapeut wird nun mit Ihnen besprechen, wie Sie diese Ziele erreichen können und Ihnen Vorschläge im Hinblick auf die genaue Vorgehensweise machen.

Es gibt verschiedene Methoden der Traumabehandlung.

Wie schon angesprochen: Viele Wege führen nach Rom. Das bedeutet, dass es verschiedene Methoden der Traumabehandlung gibt. Es würde den Rahmen dieses Ratgebers sprengen, alle Methoden ausführlich zu erklären. Für einen Therapieerfolg – und auch das wurde schon angesprochen – ist jedoch ohnehin eines der wichtigsten Kriterien, dass die zwischenmenschliche Chemie zwischen Therapeut und Klient stimmt. Natürlich hat das psychotherapeutische Konzept auch eine Wichtigkeit im Hinblick auf den Therapieerfolg, doch hat sich bis heute keine spezifische Methode zur Traumabehandlung einer anderen als deutlich überlegen herausgestellt.

Das Gefühl der Sicherheit soll wiederhergestellt werden und die traumatische Vergangenheit soll abgeschlossen werden.

Eine Traumabehandlung konzentriert sich jedoch bei allen verschiedenen Methoden auf zwei erstrangige Bedürfnisse traumatisierter Menschen. In der Therapie soll zum einen ein Gefühl der Sicherheit im eigenen Körper und in der Welt wiederhergestellt werden. Zum anderen soll Hilfestellung dabei geleistet werden, die traumatische Vergangenheit abzuschließen, indem das Erlebte allmählich in den Erfahrungsschatz integriert werden kann.

Zunächst geht es darum, Stabilität zurückzugewinnen.

Zu Beginn einer Traumatherapie liegt das Hauptaugenmerk im Allgemeinen auf der Wiederherstellung von Sicherheit in dieser Welt. Auch das Zurückerobern des Gefühls der Vorhersagbarkeit von Ereignissen, das nach traumatischen Erlebnissen oft verloren gegangen ist, steht im Vordergrund. In den ersten Sitzungen wird es daher zumeist darum gehen, Hilfestellung beim Wiederfinden der eigenen inneren und äußeren Stabilität zu geben.

Sollten Sie z. B. Schwierigkeiten damit haben, eine strukturierte Tagesplanung zu erstellen, wie sie in diesem Ratgeber vorgeschlagen wird, kann der Therapeut Ihnen dabei helfen, mit Ihnen gemeinsam einen solchen Plan zu erstellen, der für Sie hilfreich und unterstützend ist. Weitere Inhalte der Stabilisierungsphase können sein: Das gemeinsame Auffinden und die geeignete Nutzung sozialer Hilfsmöglichkeiten, sinnvolle Körperübungen, eine Aufklärung über traumaspezifische Ernährung und das Einüben von Atem- und Entspannungsübungen.

Es geht auch um die Unterstützung bei der Bewältigung des Alltags.

Erst wenn genügend Stabilität vorhanden ist, geht es in der Therapie einen Schritt weiter. Der Betroffene wird nun im Allgemeinen dabei unterstützt, die Gegenwart von der Vergangenheit, in der das traumatische Erlebnis liegt, unterscheiden zu lernen.

Das Unterscheiden von Vergangenheit und Gegenwart muss manchmal wieder erlernt werden.

Es geht darum, wieder ein angemessenes Zeitgefühl zu entwickeln. Das Hauptaugenmerk in dieser Phase der Therapie liegt darum zumeist darauf, dem Körper und der Seele die Erfahrung zu ermöglichen, dass die traumatische Erfahrung einen Anfang hatte, dass Sie sich nun in der nächsten Phase – der Verarbeitung – befindet und dass die Verarbeitung schließlich zu einem Ende kommen wird.

In dieser Phase wird meistens damit begonnen, an der Symptomatik zu arbeiten. Wie angesprochen, gibt es verschiedene Methoden, an den Symptomen zu arbeiten. Immer wieder wird in allen Phasen der Therapie gemeinsam überprüft, ob die gesteckten Teilziele im Hinblick auf das angestrebte Therapieziel erreicht wurden. Wenn ein Teilziel erreicht wurde, kann das nächste gemeinsam in Angriff genommen werden.

Die gemeinsame Arbeit an den Symptomen beginnt.

Manchmal muss die therapeutische Phase der Stabilisierung wiederholt werden.

Manchmal kommt es in einer Therapie auch zu Rückfällen – so wie dies bei der Therapie einer schweren Grippeerkrankung auch möglich ist. Dann wird die erste Phase der Traumatherapie wiederholt, bis wieder genügend Stabilität vorhanden ist, um an den Symptomen gemeinsam weiterarbeiten zu können. Ein Rückfall ist im Empfinden des Betroffenen natürlich schlimm. Aber es ist kein Grund aufzugeben oder an sich selbst zu zweifeln. Manchmal glauben wir einfach, wir seien schon viel stärker, als wir es tatsächlich sind. Unsere Seele zwingt uns dann durch eine zeitweilige Rückkehr der Symptome, uns selbst noch etwas mehr Zeit zu geben.

Im Allgemeinen ist eine Rückfallprophylaxe Bestandteil der Therapie.

Gegen Ende einer Therapie, wenn die Symptome sich zurückgebildet haben, kann manchmal eine Rückfallprophylaxe erfolgen. Das bedeutet, dass der Therapeut mit dem Klienten genau bespricht, wie ein Rückfall in die Symptomatik nach dem Ende der Therapie verhindert werden kann. Möglicherweise wird vereinbart, was der Klient nach Beendigung der Therapie tun wird, um den Therapieerfolg zu sichern.

Die Therapie endet, wenn die Therapieziele erreicht worden sind!

Ganz zum Schluss der Traumatherapie wird nochmals überprüft, ob das oder die Therapieziele erreicht worden sind. Erst wenn die zu Beginn gesteckten Ziele erreicht worden sind, ist die Behandlung der Folgen einer Traumatisierung abgeschlossen.

3.5 Was kann es erschweren, eine Traumatherapie in Anspruch zu nehmen?

3.5.1 Besonders gefährdete Berufsgruppen

Einige Berufsgruppen sind besonders gefährdet, Traumata zu erleben. Leider sind es häufig genau die Angehörigen der im Folgenden beschriebenen Berufe, denen es oft besonders schwer fällt, professionelle Hilfe in Anspruch zu nehmen, auch wenn sie diese dringend benötigen würden.

Angehörigen bestimmter Berufsgruppen fällt es oftmals schwer, Hilfe zu beanspruchen.

Gerade in den so genannten *helfenden Berufen* ist das Risiko, traumatischen Erfahrungen ausgesetzt zu werden, besonders hoch. Die Menschen, die z. B. in den Unfallstationen von Krankenhäusern arbeiten, werden nahezu täglich mit Menschen konfrontiert, denen Furchtbares widerfahren ist. Die Ärzte, Schwestern, Pfleger, Psychologen und die Psycho- und Physiotherapeuten müssen sich mit Schwerstverletzten und häufig auch mit dem Kampf um Leben und Tod auseinander setzen. Das gilt in besonderem Maße auch für Menschen, die auf Intensiv- oder Krebsstationen arbeiten, auf denen sie häufig mit dem großen Leid der Betroffenen und der Angehörigen konfrontiert sind.

Die Angehörigen der *helfenden Berufe* tragen ein erhöhtes Risiko, ein Trauma zu erleiden.

Aber auch Feuerwehrleute, Polizisten und Rettungsdienstfahrer begegnen in ihrem Alltag vielen Situationen, die traumatisierend sein können. In Situationen zu geraten, für die es typisch ist, sich auch als helfender Mensch hilflos und ohnmächtig zu fühlen, gehört auch bei diesen Berufsgruppen fast zum Alltag. Ein Feuerwehrmann oder ein Rettungsdienstfahrer z. B., der es trotz größter Bemühungen nicht mehr geschafft hat, Leben zu retten, trägt immer das Risiko, mit dieser Belastung allein nicht fertig werden zu können.

Auch Feuerwehrleute, Polizisten und Rettungsdienst-Fahrer geraten häufig in traumatisierende Situationen.

Häufiger als wir glauben, werden Bedienstete der Bahn und der lokalen Verkehrsnetze mit traumatisierenden Situationen konfrontiert.

Ein erhöhtes Risiko, ein Trauma zu erleiden, tragen auch Bedienstete der Bahn und der lokalen Verkehrsnetze. Lok- und Zugführer der Nah- und Fernverkehrszüge, aber auch U-, S- und Trambahnfahrer werden häufiger, als wir glauben, mit Selbstmördern konfrontiert, die sich vor ihren Augen vor den Zug werfen, der von ihnen gefahren wird. Auch Verkehrsunfälle oder andere Unglücksfälle, in die S- und U-Bahnen, Trams und Nah- sowie Fernverkehrszüge verwickelt sind, ziehen häufig schwere körperliche und/oder seelische Folgen für alle Beteiligten nach sich. Im Amtsdeutsch heißt es dann, dass sich ein »Personenschaden« ereignet hat. Im Allgemeinen sind es in erster Linie die Fahrer der Züge oder die Zugbegleiter, die mit den grauenhaften Bildern, die hinter einem solchen »Personenschaden« stehen, konfrontiert werden.

Die genannten Berufsgruppen tragen auch ein erhöhtes Risiko, einen Domino-Effekt zu erleiden.

Manchmal graben sich die schrecklichen Bilder, denen die Angehörigen der genannten Berufe ausgeliefert sind, tief in deren Seele. Auch hier gilt: Der Krug geht zum Brunnen, bis er bricht. Einige dieser Menschen kommen mit den Erlebnissen irgendwie zurecht, andere werden davon in ihrem Alltag verfolgt. Gerade diese Berufsgruppen tragen auch ein erhöhtes Risiko, den bereits beschriebenen Dominoeffekt zu erleiden. Ein weiteres schreckliches Erlebnis kann andere, vermeintlich schon vergessene oder verarbeitete, furchtbare Erlebnisse im Erleben des Betroffenen wieder aktivieren.

Manchmal wissen die Betroffenen gar nicht, wo die Symptome herkommen, weil das Trauma schon länger zurückliegt.

Manchmal ist es auch so, dass ein subjektiv oder auch objektiv gar nicht so schlimmes Ereignis dazu führt, dass der Betroffene plötzlich die beschriebenen Symptome entwickelt, weil der Dominoeffekt eintritt, ohne dass dies dem Betroffenen bewusst ist. Das kann insofern problematisch sein, als man dann gar nicht weiß, wo die *merk-würdigen* Symptome plötzlich herkommen. Oftmals bringen Betroffene ihr Leiden mit einem vorausgegangenen Trauma aus der Vergangenheit gar nicht in Verbindung, weil inzwischen eine längere Zeit vergangen ist.

Schließlich tragen die Symptome ja auch kein Etikett, das auf Ursprung und Entstehung hinweisen könnte.

Was macht es nun gerade diesen Berufsgruppen so schwer, professionelle Hilfe in Anspruch zu nehmen, selbst wenn sie nicht mehr weiter wissen?
Viele Menschen identifizieren sich mit ihrem Beruf und das ist häufig auch notwendig, um diesen verantwortlich ausüben zu können. Was aber, wenn es eben durch die Ausübung des Berufes zu einer Traumatisierung gekommen ist? Möglicherweise steht dann diese Identifikation mit dem Beruf zunächst in Frage und wir wissen unbewusst nicht, wie wir damit umgehen sollen. Gerade Menschen in helfenden Berufen erscheint es häufig so, dass der Wunsch und die Aufgabe, anderen zu helfen und gleichzeitig selbst plötzlich professionelle Hilfe zu benötigen, sich auszuschließen scheinen.

Wenn wir Traumata im Zusammenhang mit unserem Beruf erleiden, kann das für uns sehr schwierig sein.

3.5.2 *Ich muss meine Probleme alleine lösen...*

Manchmal – und auch das wurde schon angesprochen – passt es auch einfach nicht zu unserer Sicht von uns selbst, plötzlich unter den Folgen einer Traumatisierung zu leiden. Wer zum Beispiel täglich große, schwere Züge chauffiert, hat möglicherweise Schwierigkeiten damit, anzunehmen, dass es Erlebnisse gibt, die auch »den stärksten Mann umhauen«.

Manchmal passt es nicht zu unserem Bild von uns selbst, unter den Symptomen einer Traumatisierung zu leiden.

Überhaupt sind möglicherweise gerade Männer weniger als Frauen in der Lage, sich einzugestehen, dass sie mit dem Unfassbaren nicht allein zurechtkommen. Viele von uns sind noch getreu dem Motto erzogen worden, dass Männer nicht weinen dürfen, stark zu sein haben und eben zusehen müssen, wie sie Vieles allein bewältigen.

»Männer dürfen nicht weinen!«

Gleichberechtigte Frauen, die im Leben stehen, müssen schauen, wie sie allein klar kommen.

Aber auch Frauen haben häufig das Gefühl, allein zurechtkommen zu müssen. Denn einige von uns sind eben auch im Zeitalter der so genannten Gleichberechtigung erzogen worden. Und auch die Frauen haben dann gelernt, allein mit Problemen fertig werden zu müssen. Manchmal schämen wir uns eben einfach dafür, schwach zu sein und nicht mehr zu wissen, wie wir es allein schaffen sollen.

3.5.3 Schuld- und Schamgefühle

Einige unfassbare Erlebnisse sind sehr schambesetzt.

Einige unfassbare Erlebnisse sind auch sehr schambesetzt. Nach einer Vergewaltigung z. B. darüber sprechen zu müssen, was einem passiert ist, kann im Hinblick auf das eigene Schamgefühl sehr schlimm sein. Deshalb versuchen manche Frauen und mehr noch betroffene Männer das schrecklichen Erlebnis allein zu bewältigen. Einige leiden dabei Höllenqualen.

Manchmal glauben wir, an dem Ereignis Schuld zu haben und meinen dann, keine Hilfe verdient zu haben.

Manchmal haben wir auch das Gefühl, an dem unfassbaren Erlebnis Schuld zu haben. Oftmals glauben wir das selbst dann, wenn es objektiv gar nicht so ist. Und dann sagen wir uns vielleicht, dass wir es gar nicht verdient haben, Hilfe zu bekommen.

Das gilt besonders dann, wenn wir uns schuldig fühlen, selbst ein schreckliches Erlebnis überlebt zu haben, während andere dadurch umgekommen sind. Wenn wir die Nicht-Überlebenden gekannt haben, oder sie uns sehr nahe standen oder gar unsere Familienangehörigen waren, müssen wir uns möglicherweise mit diesen furchtbaren Schuldgefühlen plagen – und es uns dann auch noch vermeintlich selbst verwehren, Hilfe in Anspruch zu nehmen.

3.5.4 Angst vor dem Darüber-Sprechen

Nach traumatischen Erlebnissen haben Menschen häufig auch das Gefühl, dass das Darüber-Sprechen alles noch viel schlimmer machen könnte, als es ohnehin schon ist. Da es in einer Traumatherapie zu einem bestimmten Zeitpunkt notwendig sein kann, über das unfassbare Erlebnis zu sprechen, gehen sie einer Therapie aus dem Weg. Sie versuchen dann einfach alles zu unternehmen, um den Symptomen allein Herr zu werden.

Angst davor, dass das Darüber-Sprechen es noch schlimmer macht, verhindert oder verzögert die Aufnahme einer Therapie häufig.

3.5.5 Angst vor Stigmatisierung

Schließlich bleibt noch das Stigma. Wer eine Therapie nötig hat, ist irgendwie *ver-rückt* und nicht weit von einer Einlieferung in die »Klapse« entfernt. Dieses Vorurteil hält sich bereits sehr lange und leider auch sehr beharrlich. Und selbst wenn uns als Betroffenem klar sein sollte, dass dem nicht so ist, bleiben immer noch die Anderen, die das denken könnten. Auch das kann uns davon abhalten, eine Therapie in Anspruch zu nehmen.

»Wer Therapie nötig hat, ist irgendwie *ver-rückt*!«

Aus allen diesen genannten Gründen fällt es manchen Menschen schwer, professionelle Hilfe zu suchen – selbst wenn es ihnen sehr schlecht geht. Das ist zwar verständlich, aber: Je eher die Behandlung traumatischer Symptome erfolgt, desto wahrscheinlicher ist es, dass sie sich schnell wieder zurückbilden.

Je eher eine Behandlung erfolgt, desto wahrscheinlicher ist die schnelle Rückbildung der Symptome.

Sollten Sie im Laufe der Lektüre dieses Ratgebers feststellen, dass Sie möglicherweise an den Folgen einer Traumatisierung leiden, die schon länger zurückliegt, oder/und schon lange unter den beschriebenen Symptomen leiden, ist dies dennoch kein Grund zur Verzweiflung. Es gibt auch für eine chronische traumabedingte Symptomatik wirksame Behandlungsmethoden.

Auch für chronifizierte, traumabedingte Störungen gibt es wirksame Behandlungsmethoden.

3.6 Langfristige mögliche Folgen von Traumatisierungen

Manchmal verdecken Depressionen, Ängste oder Süchte eine Traumatisierung.

Wenn die Symptome einer Belastungsstörung sich nicht von allein zurückbilden, ist fachliche Hilfe in jedem Falle anzuraten. Ansonsten, wie schon angesprochen, können die Symptome beginnen, ein Eigenleben zu führen. Es ist hier nicht beabsichtigt, die möglichen Folgen einer Traumatisierung zu dramatisieren. Es geht mehr darum, uns für die möglichen Folgen eines Nicht-Erkennens der Symptome zu sensibilisieren. Häufig ist es nämlich auch so, dass klar sichtbare Problematiken, wie z. B. schwere Depressionen, Ängste oder Süchte eine Traumatisierung verdecken, ablösen oder gleichzeitig mit einer Belastungsstörung vorhanden sind.

3.6.1 Vermeidung und Betäubung

Die Vermeidungshaltung Betroffener kann so extreme Formen annehmen, dass ein normales Leben nicht mehr möglich ist.

Welche langfristigen Folgen einer Traumatisierung können vorkommen?
Wenn Traumatisierte von den Intrusionen der traumatischen Situation über längere Zeit verfolgt werden, beginnen sie häufig, ihr Leben so zu gestalten, dass sie Situationen, die diese Intrusionen hervorrufen, »wegorganisieren«. Diese Vermeidung kann verschiedene Formen annehmen, wie z. B. Abstand zu Auslösern der Erinnerung zu halten. Dieses Vermeidungsverhalten führt immer dann zu besonderen Schwierigkeiten, wenn das soziale Leben oder das Arbeitsleben des Betroffenen hierdurch eingeschränkt wird, oder es – in schweren Fällen – fast oder ganz unmöglich macht.
Verkehrsunfallopfer z. B., die nach dem Unfall alle Verkehrsmittel meiden, sind damit in jeglicher Hinsicht eingeschränkt, wenn sie zur Ausübung ihrer Arbeit oder zur Aufrechterhaltung sozialer Kontakte auf Verkehrsmittel angewiesen sind. Hier ist therapeutische Hilfe dringend notwendig, um den Betroffenen wieder ein normales Leben zu ermöglichen. Doch

geht der Einleitung der Therapie voraus, dass diese Vermeidungshaltung erkannt wird. Da der Betroffene selbst so viel Angst davor hat, sich diesen Reizen auszusetzen, kann es sein, dass er selbst nichts unternimmt, um seiner Vermeidungshaltung ein Ende zu bereiten, in dem er z. B. um therapeutische Hilfe nachsucht. Häufig ist es dann das soziale Umfeld, welches dazu aufgefordert ist, diese Vermeidung zu erkennen und Unterstützung anzubieten, damit derjenige die Hilfe bekommt, die er braucht. Gerade in Großstädten ist das oft schwierig. Manchmal kennen wir den Nachbarn, der eine Tür weiter wohnt kaum, sodass es uns nicht auffällt, wenn er sich plötzlich anders verhält als sonst. Und selbst wenn es uns auffallen sollte, dass ein Mensch seine Lebensgewohnheiten ganz plötzlich ändert oder sich einfach ganz anders verhält, fragen wir uns vielleicht, ob wir das Recht dazu haben, uns in ein fremdes Leben einzumischen – und wenn es nur durch die Frage nach dem *Warum* ist. Es geht hier nicht darum, die Frage zu beantworten, ob wir das Recht oder vielleicht auch die Pflicht dazu hätten, uns mit dem Nachbarn in dieser Weise zu beschäftigen. Es geht mehr darum, darauf aufmerksam zu machen, dass *merk-würdige* Verhaltensweisen wie die beschriebenen möglicherweise die Antwort auf eine Traumatisierung sind. Und vielleicht wäre es in manchen Fällen angebracht, den Nachbarn zu fragen, wie es ihm geht. Vielleicht ist er froh über die Frage und würde sich über entsprechende Unterstützung freuen. Wenn das nicht der Fall sein sollte, haben wir eigentlich nichts dabei verloren.

Eine Form der Vermeidung kann auch die Betäubung durch Alkohol, Medikamente oder Drogen darstellen.

Vielfach wird auch versucht, intrusiven Gedanken oder Bildern zu entrinnen, indem zu Betäubungsmitteln gegriffen wird. Dies kann in Form der Einnahme von Alkohol, Medikamenten oder anderen Drogen geschehen. Betäubt zu sein, und nichts oder nur wenig zu fühlen, erscheint den Betroffenen manchmal besser, als dem Gefühl der Irritation und des Überwältigtseins ausgeliefert zu sein. Wenn ein Mensch plötzlich betäubende Mittel zu sich nimmt und dies vorher nicht tat, liegt die Ursache möglicherweise darin, dass er ein traumatisches Erlebnis hatte. Natürlich gibt es auch viele andere Gründe, zu Drogen zu greifen. Doch sollte uns bewusst sein, dass einer der Gründe von Substanzmittelmissbrauch in einer Traumatisierung liegen kann. Manchmal versteckt sich hinter einer Sucht eine unverarbeitete Traumatisierung.

3.6.2 *Zwanghaftes »Sich-dem-Trauma-wieder aussetzen«*

Einige Traumatisierte wiederholen ihr Trauma im Lebensverlauf immer wieder.

Es gibt eine weitere Verhaltensweise von Menschen, die ein Trauma erlebt haben, die hier nicht unerwähnt bleiben soll. Während viele Traumatisierte Situationen meiden, die an das Trauma erinnern, gibt es doch genügend Beispiele dafür, dass einige fast zwanghaft Situationen wieder aufsuchen, die an das Trauma erinnern. Ein Beispiel dafür sind Frauen, die in der Kindheit missbraucht wurden und sich später von Männern angezogen fühlen, die sie misshandeln. Es scheint so zu sein, dass eine der langfristigen Folgen von nicht erkannten bzw. nicht behandelten Traumata eine Reihe von darauf folgenden weiteren Traumatisierungen nach sich ziehen kann.

3.6.3 *Selbstzerstörerisches Verhalten*

Eine Folge von Traumatisierung kann selbstzerstörerisches Verhalten sein.

Eine weitere langfristige Folge einer Traumatisierung kann selbstzerstörerisches Verhalten sein. Es ist unter anderem nachgewiesen, dass es einen Zusammenhang zwischen sexuellem Kindesmissbrauch und verschiedenen Formen der Selbstzerstörung, wie z. B. Selbstverletzung oder Hungern gibt. Wenn Menschen selbstzerstörerisches Verhalten zeigen, sollte die Möglichkeit einer frühen Traumatisierung wenigstens in Betracht gezogen werden.

3.6.4 *Depression*

Auch die Depression kann eine Langzeitfolge einer Traumatisierung sein.

Nicht selten bilden Menschen, die Traumata erlebt haben, zusätzlich eine Depression aus. Auslöser dafür können Schuldgefühle sein, wie z. B. das Gefühl, selbst überlebt zu haben, während andere an den Folgen gestorben sind. Oder das Traumaopfer ist der Überzeugung, dass es die traumatische Situation irgendwie hätte verhindern können und glaubt, dabei versagt zu haben. Einige Menschen kommen auch mit den durch das Trauma ausgelösten Verlusten oder bleibenden körperlichen Schäden nicht zurecht. Auch dann kann die Depression eine Belastungsstörung ablösen oder diese wiederum verdecken.

3.6.5 *Angststörungen*

Eine weitere häufige Folge von Traumatisierungen ist die Ausbildung einer Angststörung.

Zu den Langzeitfolgen von Traumatisierungen gehört auch ängstliches Verhalten, das auch unabhängig von traumarelevanten Situationen auftreten kann. So bilden einige Traumatisierte in der Folge eine so genannte »Generalisierte Angststörung« oder eine »Panikstörung« aus. Menschen mit einer Generalisierten Angststörung entwickeln Ängste und Sorgen in Bezug auf viele verschiedene Ereignisse oder Tätigkeiten. Sie haben z. B. ständig Angst, ihrer Familie könne etwas zustoßen, ohne dass ein offensichtlicher Grund zur Sorge vorliegt. Bei einer Panikstörung steigert sich die Angstreaktion zu einer alptraumhaften Panik, die mit einer Vielzahl von körperlichen Symptomen verbunden ist. Menschen, die eine Panikattacke erleiden, haben Angst, sie könnten sterben, *ver-rückt* werden oder die Kontrolle über sich verlieren.

3.6.6 *Körperliche Symptome*

Körperliche Symptome können auch ein Hinweis auf eine darunter liegende Traumatisierung sein.

Manchmal bilden Menschen als Langzeitfolge von Traumatisierungen auch körperliche Symptome aus. Dies können Kopf-, Bauch- oder andere Schmerzen sein, für die der Mediziner keine Ursache finden kann. Beim Auftreten von körperlichen Symptomen bei gleichzeitigem Fehlen einer medizinischen Ursache sollte daher auch immer an die Möglichkeit einer vorausgegangenen Traumatisierung gedacht werden.

3.6.7 *Suizidalität*

Eine mögliche Folge der Traumatisierung sind Gedanken daran, sein Leben zu beenden.

Manche Menschen kommen nach einer unfassbaren Erfahrung überhaupt nicht mehr zurecht und denken darüber nach, ihrem Leben ein Ende zu setzen. Der Betroffene glaubt nicht daran, jemals wieder ein normales Leben führen zu können, und sieht den einzigen Ausweg darin, aus dem Leben zu scheiden. In einem solchen Fall müssen sofort Maßnahmen, z. B. durch den Anruf einer Notrufstelle eingeleitet werden.

3.7 *Die Diagnose durch den Hausarzt und: Helfen Medikamente bei einer durch ein Trauma ausgelösten Belastungsstörung?*

Wenn es uns schlecht geht, suchen wir zumeist erstmal unseren Hausarzt auf.

Oftmals ist es so, dass wir zunächst unseren Haus- oder unseren behandelnden Arzt aufsuchen, wenn es uns schlecht geht. Auch nach traumatischen Erlebnissen ist dies oft der Fall. Manchmal ist es – wie berichtet – so, dass wir unsere Symptome einem traumatischen Erlebnis gar nicht zuordnen können, weil es schon so lange her ist oder weil wir aus anderen Gründen keine Verbindung herstellen können. Vielleicht schildern wir dem Arzt dann nur einen Teil der Symptome, weil wir glauben, dass nur diese wichtig sind. Manchmal ist es uns aus verschiedensten Gründen auch unangenehm, dem Arzt von bestimmten Dingen, z. B. von Flashbacks, zu berichten. Vor allem kann uns die Angst vor der Diagnose des *Ver-rücktseins* davon abhalten, von solchen Symptomen zu erzählen.

Wenn wir – aus welchem Grund auch immer – nur einen Teil der Symptome angeben, wie z. B. das Vorhandensein von Schlafstörungen, kann der Arzt auch nur aufgrund dieser Beschreibung eine Diagnose erstellen. Wahrscheinlich wird er eine Schlafstörung diagnostizieren. Vielleicht fragt er auch noch weiter, um sich seiner Diagnose sicher zu sein. Möglicherweise geben Sie auf sein Nachfragen dann noch an, sehr unkonzentriert zu sein. Diese Information unterstützt die Diagnose der Schlafstörung als Folge derselben. Wahrscheinlich werden Sie nun ein Medikament verschrieben bekommen, damit Sie nachts besser schlafen und sich in Folge tagsüber besser konzentrieren können.

Die Diagnose des Hausarztes hängt zunächst davon ab, welche Symptome wir ihm schildern.

Vielleicht geben Sie aber auch noch mehr Symptome an, wie eine erhöhte Schreckhaftigkeit, dauerndes Grübeln und das Gefühl, ständig auf dem Sprung zu sein. Es ist nicht sehr wahrscheinlich, dass Ihr Hausarzt die Gesamtheit der Symptome nun eher auf eine vorausgegangene Traumatisierung zurückführt. Das heißt nicht, dass er ein unfähiger Arzt wäre, sondern dass er als Hausarzt in der Regel über geringe oder keine Kenntnisse im Hinblick auf psychische Belastungsstörungen verfügt. Er ist dafür eben nicht entsprechend ausgebildet. Vielleicht bekommen Sie nun zusätzlich ein Beruhigungsmittel und möglicherweise verschreibt er Ihnen noch ein Mittel gegen das andauernde Grübeln. Vielleicht Johanniskraut, das stimmungsaufhellend wirkt.

Selbst wenn Sie Ihrem Arzt viele Symptome einer Belastungsstörung schildern, kann es sein, dass diese trotzdem nicht erkannt wird.

Ein neurologischer oder psychiatrischer Facharzt wird die Symptome mit hoher Wahrscheinlichkeit als eine Belastungsstörung diagnostizieren.

Sollten die Symptome weiterhin anhalten, werden Sie möglicherweise einen anderen (Fach)-Arzt aufsuchen. Vielleicht haben Sie von Freunden oder Bekannten den Rat bekommen, dass es sich bei Ihren Problemen möglicherweise um etwas Psychisches handeln könnte. Sollten Sie nun also den Neurologen oder den Psychiater aufsuchen, ist die Wahrscheinlichkeit, dass die richtige Diagnose gestellt wird – wenn alle dafür notwendigen Symptome vorhanden sind und von Ihnen auch geschildert werden – hoch, da diese Fachärzte in diesem Bereich speziell ausgebildet sind. Wahrscheinlich werden Sie nun auch ausführlich zu Ihren Symptomen befragt.

Es gibt spezielle Medikamente für die Phase einer Akuttraumatisierung.

Wenn Sie angeben, dass das traumatische Erlebnis erst vor kurzer Zeit stattgefunden hat, wird jetzt möglicherweise eine akute Traumatisierung diagnostiziert. Zum jetzigen Zeitpunkt sieht es so aus, dass eine Akuttraumatisicrung, wenn sie überhaupt medikamentös behandelt wird, am besten mit einem Präparat, das die vegetative Erregung herabsetzt, wie z. B. einem Benzodiazepinpräparat oder Clonidin behandelt werden kann. Für die Phase der Akuttraumatisierung ist es möglicherweise von hoher Bedeutung, einen Weg zu finden, Alpträume und intrusive Phänomene zu vermeiden, um ein Wiederanfachen des Traumas zu verhindern. Insofern kann es hilfreich sein, in dieser Phase eines der genannten Medikamente einzunehmen, um eine ständige Wiederbelebung der traumatischen Situation im Erleben des Betroffenen zu verhindern.

Bei der Diagnose einer Posttraumatischen Belastungsstörung können ebenfalls spezielle Medikamente eingesetzt werden.

Sollte der Neurologe oder Psychiater feststellen, dass Sie die Kriterien einer Posttraumatischen Belastungsstörung erfüllen, wird er Ihnen möglicherweise ein Antidepressivum verschreiben. Wahrscheinlich wird er zunächst auf so genannte *selektive Serotoninwiederaufnahmehemmer* oder ein *trizyklisches Antidepressivum* zurückgreifen.

Sollten Sie darauf nicht gut ansprechen – was sich bei diesen Medikamenten erfahrungsgemäß erst nach einigen Wochen zeigt – kann die Verschreibung eines Stimmungsaufhellers oder eines Benzodiazepinpräparates angezeigt sein.

Wichtig ist es für Sie zu wissen, dass es durch eine rein medikamentöse Therapie sehr unwahrscheinlich ist, dass es zu einer Heilung der Symptomatik der Akuten oder der Posttraumatischen Belastungsstörung kommt. Wahrscheinlich wird der Facharzt Ihnen deshalb auch empfehlen, eine Psychotherapie in Anspruch zu nehmen.

Allein durch die Gabe von Medikamenten kommt es kaum zu einer Heilung.

Dennoch kann die Gabe von Medikamenten bei einer schweren Symptomatik zunächst hilfreich sein, um diese soweit zu lindern, dass Sie als Betroffener einen größtmöglichen Nutzen aus einer traumaspezifischen Psychotherapie ziehen können.

Medikamente können zu Beginn jedoch unterstützend wirken.

3.8 *Symptome und Kriterien einer Belastungsstörung*

Dieses Kapitel beschreibt die Symptome und Kriterien, die notwendig sind, um eine Diagnose der verschiedenen Formen der Belastungsstörungen zu vergeben bzw. zu erhalten. Es kann hilfreich sein, zu verstehen, was eine Diagnose bedeutet. Manchmal sind Diagnosen eher angsteinflößend, wenn wir gar nicht wissen, was sich dahinter verbirgt. Lesen Sie das Kapitel, wenn Sie sich in der Lage dazu fühlen, die vielen Informationen aufzunehmen und wenn es Sie interessiert, z. B. weil Sie bereits eine Diagnose erhalten haben. *Im Großen und Ganzen entsprechen die in diesem Kapitel dargestellten Symptome auch den bereits oben beschriebenen Symptomen, Sie versäumen also auch inhaltlich zunächst nichts, wenn Sie dieses Kapitel überschlagen. Hinsichtlich der professionellen Diagnose und auch der Abgrenzung der einzelnen Störungen voneinander, kommt es aber auf die in diesem Kapitel beschrie-*

Dieses Kapitel beschreibt Symptome und Kriterien, die zur Vergabe einer entsprechenden Diagnose führen. Es ist hilfreich, wenn wir wissen, was hinter einer Diagnose steckt. Wenn Sie das Gefühl haben, dass die Informationsfülle im Moment zu viel ist, vertagen Sie die Lektüre dieses Kapitels auf einen späteren Zeitpunkt.

benen Kombinationen von Symptomen an. Sofern Sie sich im Moment damit überfordert fühlen, blättern Sie bis zum nächsten Abschnitt weiter, und verschieben Sie die Lektüre dieser Seiten auf einen späteren Zeitpunkt. Die verschiedenen Symptome sind auch in der Tabelle »Kriterien und Symptome der Diagnosen...« unter Punkt 6.4 im Anhang zusammengefasst.

Was ist eine so genannte Belastungsstörung?

In den vorangegangenen Kapiteln wurden die möglichen Reaktionen, die wir *Symptome* nennen und die zu einer Belastungsstörung führen können, beschrieben. Nun gilt es zu klären, was eine so genannte Belastungsstörung überhaupt ist und welche Formen es gibt.

Ein wichtiges Kriterium bei der Diagnose einer Belastungsstörung ist das Vorliegen von *intensiver Furcht*, *Hilflosigkeit* oder *Entsetzen* in der traumatischen Situation.

Grundsätzlich gilt, dass jeder Form einer Belastungsstörung das Durchleben eines traumatischen Ereignisses vorausgeht. Wie bereits beschrieben, kann dieses traumatische Ereignis auch darin bestehen, Zeuge eines solchen Ereignisses gewesen zu sein, bzw. in Ausnahmefällen auch, darüber lediglich informiert worden zu sein.
Die Diagnose einer Belastungsstörung wird nur dann vergeben, wenn der betroffene Mensch in der traumatischen Situation eine *intensive Furcht* erlebte, sich *hilflos* fühlte oder von *Entsetzen* erfüllt war. Diese Furcht, die Hilflosigkeit oder das Entsetzen ergeben zusammen so genannte *Kriterien*, die bei allen Formen der Belastungsstörung vorliegen müssen, damit eine Diagnose vergeben werden kann.

Die seit der Traumatisierung verstrichene Zeit.

Zunächst ist ein wichtiges Kriterium die *Zeit*, die seit dem traumatischen Erlebnis vergangen ist, um die verschiedenen Formen voneinander zu trennen.

Akute Belastungsstörung: Symptome innerhalb der ersten vier Wochen.

Wenn die Symptome innerhalb der ersten vier Wochen nach dem traumatischen Erlebnis auftreten und mindestens zwei Tage andauern, besteht die Möglichkeit, dass sich eine so genannte *Akute Belastungsstörung* entwickelt hat.

Sind die Symptome nach vier Wochen nicht zurückgegangen, kann es sein, dass es sich nun um eine so genannte *Posttraumatische Belastungsstörung* handelt. Manchmal treten die Symptome auch erst vier Wochen nach dem Erlebnis auf. Auch dann handelt es sich möglicherweise um die Ausbildung einer Posttraumatischen Belastungsstörung. Es besteht also die Möglichkeit, zwei verschiedene Diagnosen nacheinander zu bekommen. Nämlich dann, wenn die Symptome innerhalb der ersten vier Wochen aufgetreten sind und sich nach vier Wochen noch nicht zurückgebildet haben.

Posttraumatische Belastungsstörung: Nach vier Wochen sind die Symptome nicht zurückgegangen, oder treten erst dann auf.

Wenn die Symptome der Posttraumatischen Belastungsstörung bis zum Zeitpunkt der Diagnose weniger als drei Monate angedauert haben, wird zusätzlich die Bezeichnung *akut* vergeben. Dauern die Symptome länger als drei Monate an, sprechen wir von einer *chronischen* Form. Manchmal ist es auch so, dass sich die Symptome erst nach einem halben Jahr seit dem Erleben der traumatischen Situation entwickeln. Dann handelt es sich möglicherweise um eine Belastungsstörung mit *verzögerten Beginn.*

Drei Formen der Posttraumatischen Belastungsstörung: *Akut*, *chronisch* und *mit verzögertem Beginn.*

Die Art der Belastungsstörung hängt also zunächst von der seit der Traumatisierung vergangenen Zeit ab. Wenn wir eine Diagnose bekommen, ist es oftmals hilfreich, wenn wir wissen, was diese bedeutet. Es kann erleichternd sein, wenn uns z. B. bekannt ist, dass die Zusatzbezeichnung *chronisch* lediglich bedeutet, dass die Symptome länger als drei Monate andauern und dass damit keine Aussage darüber gemacht wurde, wie schwer die Ausprägung oder die Behandlung ist oder sein könnte.

Der Zusammenhang zwischen Zeit und Auftreten der Symptome bestimmt die Art der Belastungsstörung.

Nun geht es darum, zu klären, welche Symptome vorliegen müssen, um eine der angesprochenen Diagnosen zu vergeben. Die im vorangehenden Kapitel beschriebenen Symptome werden als Klassifikations-Vorgabe für die Fachleute (Psychiater, Psychologen und Mediziner) zu *Symptomgruppen* zusammengefasst. Es gibt drei solcher Symptomgruppen – das so ge-

Es gibt drei *Symptomgruppen*: *Wiedererleben*, *Vermeidung* und *erhöhtes Erregungsniveau.*

nannte *Wiedererleben*, die *Vermeidung* und ein *erhöhtes Erregungsniveau*, das auch »erhöhtes Arousal« genannt wird.

Wenn das Erlebnis auf irgendeine der beschriebenen Weisen immer wieder auftaucht, so gilt das Kriterium des *Wiedererlebens* als erfüllt.

In die Symptomgruppe des *Wiedererlebens* gehören die beschriebenen Intrusionen und Flashbacks, wiederkehrende Alpträume, intensive psychische Belastung, wenn der Mensch mit Reizen konfrontiert wird, die ihn an das Erlebnis erinnern und körperliche Reaktionen, die auf Erinnerungen folgen. Wenn das traumatische Erlebnis beharrlich auf eine dieser Weisen wiederempfunden wird, so gilt das Kriterium des Wiedererlebens als erfüllt.

Wenn drei Symptome der Symptomgruppe der *Vermeidung* vorliegen, gilt dieses Kriterium als erfüllt.

Es gibt insgesamt sieben Symptome in der Symptomgruppe der *Vermeidung*. Wenn drei Symptome vorliegen, gilt auch dieses Kriterium der Vermeidung als erfüllt. Zu den Symptomen zählen:

- das bewusste Vermeiden von Gedanken, Gefühlen oder Gesprächen, die mit dem Trauma in Verbindung stehen,
- das bewusste Vermeiden von Aktivitäten, Orten oder Menschen, die Erinnerungen an das Trauma wachrufen,
- die Unfähigkeit, einen wichtigen Aspekt des Traumas zu erinnern,
- ein deutlich vermindertes Interesse oder die verminderte Teilnahme an Aktivitäten,
- das Gefühl der Losgelöstheit oder der Entfremdung von anderen,
- eine eingeschränkte Bandbreite der Gefühle, wie z. B. die Unfähigkeit, zärtliche Gefühle zu empfinden
- oder das Gefühl einer eingeschränkten Zukunft.

Wenn zwei Symptome des *erhöhten Erregungsniveaus* vorliegen, ist das Kriterium erfüllt.

Die dritte Symptomgruppe, die die Symptome eines *erhöhten Erregungsniveaus* beschreibt, gilt dann als erfüllt, wenn mindestens zwei der folgenden Symptome vorliegen:

- Schwierigkeiten, ein- oder durchzuschlafen,
- Reizbarkeit oder Wutausbrüche,

- Konzentrationsschwierigkeiten,
- übermäßige Wachsamkeit
- und übertriebene Schreckreaktionen.

Schließlich kommt es noch darauf an, dass die Symptome dazu führen, dass der Betroffene darunter leidet und sich in sozialen, beruflichen oder anderen wichtigen Bereichen beeinträchtigt fühlt.

Zusätzlich muss der Betroffene einem Leidensdruck ausgesetzt sein.

Wenn also ein traumatisches Ereignis durchlebt wurde und der Betroffene von intensiver Furcht, Hilflosigkeit oder Entsetzen erfüllt war und unter den beschriebenen Symptomen leidet und dadurch bedeutsam beeinträchtigt wird, wird möglicherweise die Diagnose einer Belastungsstörung vergeben.

Wie oben dargestellt, hängt die Unterscheidung zwischen Akuter und Posttraumatischer Belastungsstörung davon ab, wann die Symptome auftreten bzw. wie schnell diese wieder abklingen.
Zur Erinnerung: Wenn die Symptome *vier Wochen nach dem Erlebnis* auftreten oder – falls sie vorher schon aufgetreten waren – nicht abgeklungen sind, handelt es sich – wenn der Betroffene darunter leidet – um eine *Posttraumatische Belastungsstörung.*

Unterscheidung der Akuten und Posttraumatischen Belastungsstörung.

Treten die Symptome innerhalb der ersten vier Wochen auf und dauern sie mindestens zwei Tage an, handelt es sich möglicherweise um eine Akute Belastungsstörung. Zur Vergabe dieser Diagnose ist allerdings die Erfüllung einer weiteren Symptomgruppe notwendig. Es handelt sich um folgende Symptome:

Zusätzliche Kriterien der Akuten Belastungsstörung.

- dem Gefühl gefühlsmäßiger Taubheit, dem Gefühl des Losgelöstseins oder dem Fehlen gefühlsmäßigen Reaktionsvermögens,
- der Beeinträchtigung der bewussten Wahrnehmung der Umwelt, also dem Gefühl, wie betäubt zu sein,

- dem Gefühl, dass die Umwelt unwirklich oder fremd erscheint (so genanntes Derealisationserleben),
- ein Zustand der Selbstentfremdung, der dazu führen kann, dass sich der eigene Körper oder einzelne Körperteile wie fremd anfühlen (so genanntes Depersonalisationserleben)
- oder der Unfähigkeit, sich an einen wichtigen Aspekt des Traumas zu erinnern.

Wenn mindestens drei der aufgeführten Symptome während des belastenden Erlebnisses oder danach aufgetreten sind und die bereits angeführten Kriterien ebenfalls erfüllt sind, wird die Diagnose *Akute Belastungsstörung* vergeben.

4 *Unterstützung der Selbstheilungskräfte*

4.1 *Erste Organisation des Alltags*

In der Zeit nach traumatischen Ereignissen ist es wichtig, wieder Stabilität zu finden, sowohl im Innen als auch im Außen. Manche Menschen sagen von sich selbst, dass man ihren Seelenzustand an dem Zustand ihrer Wohnung ablesen könne. Ist die Wohnung unaufgeräumt und chaotisch, fühlen diese Menschen sich auch innerlich unaufgeräumt und chaotisch. Manchmal hilft es dann, zunächst im Außen aufzuräumen. Vielleicht kann jemand aus Ihrem privaten Umfeld Ihnen dabei helfen, mit Ihnen gemeinsam aufzuräumen und Gemütlichkeit zu schaffen, falls Sie dazu im Moment selbst nicht in der Lage sind.

Stabilität im Innen und Außen wieder zu finden ist nach traumatischen Erlebnissen wichtig.

Auch der Tagesablauf hat viel mit innerer Stabilität zu tun. Wenn Sie arbeiten sollten, ist ein großer Teil des Tages ausgefüllt, doch auch die *Freizeit* sollte strukturiert werden, um ein Höchstmaß an äußerer Stabilität herzustellen. Das gilt umso mehr, wenn Sie noch nicht wieder arbeiten können und damit auf eine nicht alltägliche Struktur angewiesen sind.

Die Strukturierung des Tagesablaufes bringt ein Stück Stabilität zurück.

Beginnen Sie Ihren Tag zu strukturieren, indem Sie zunächst eine Liste mit Tätigkeiten anlegen, die Sie gern tun.

Wie können Sie eine solche Struktur schaffen? Schreiben Sie zunächst alle Aktivitäten und Nicht-Aktivitäten, die Sie gern betreiben, in einer Liste auf. Dies können sportliche Aktivitäten oder Hobbies sein, das Treffen mit Freunden, Spaziergänge in der Natur, Bücher lesen, Musik hören, ins Kino oder Theater gehen, den Garten pflegen, eine Radtour machen, auf dem Sofa faulenzen usw. Sie selbst wissen am besten, was Ihnen Freude macht und Sie entspannt. Überlegen Sie in Ruhe, was Ihnen vor dem traumatischen Erlebnis Freude gemacht hat. Manchmal macht das, was früher Spass machte, im Moment nur wenig Freude. Schreiben Sie es dennoch auf Ihre Liste. Manchmal kommt die Freude erst beim *Tun* zurück.

Erstellen Sie sich einen Tages- und Wochenplan mit den Aktivitäten, die Ihnen gut tun.

Machen Sie sich dann einen Tages- und Wochenplan, in dem die Aktivitäten und Nicht-Aktivitäten, die Sie gern betreiben, einen festen Platz haben. Vielleicht möchten Sie den Tag in den nächsten Wochen z. B. mit einem wohltuenden Spaziergang beginnen oder ausklingen lassen. Planen Sie in jedem Falle Bewegung in ihren Tagesplan mit ein. Aber vergessen Sie auch nicht, Ruhephasen einzuplanen. Wichtig ist, dass Sie sich an Ihren Tagesplan auch halten. Hängen Sie den Plan an einem Ort auf, an dem Sie ihn immer sehen können, z. B. über den Herd oder das Waschbecken. Wie erwähnt: Ein Beispiel für einen solchen Tages- und Wochenplan finden Sie in Tabellenform im Anhang unter 6.3.

Überfordern Sie sich nicht mit der Gestaltung Ihres Tages!

Überfordern Sie sich mit der Gestaltung Ihres Tages- und Wochenplanes nicht selbst. Es kommt nicht darauf an, möglichst viele Aktivitäten in einem Tag unterzubringen, sondern lediglich darauf, dem Tag eine Struktur zu geben. Dies wird Ihnen helfen, Stabilität zurückzugewinnen.

Vielleicht müssen Sie zunächst mehr Zeit für die Nachtruhe einplanen.

Sollten Sie nachts häufiger erwachen und nicht mehr einschlafen können, weil Sie sehr nervös sind oder weil Sie unter Alpträumen leiden, stehen Sie lieber auf. Bleiben Sie nicht im Bett liegen, um dort lange vor sich hin zu grübeln. Bereiten Sie

sich lieber einen Entspannungstee zu oder hören Sie leise Musik, bis Sie sich wieder entspannt haben. Gehen Sie erst wieder zu Bett, wenn Sie das Gefühl haben, ruhiger zu sein.
Wenn Sie z. B. festgestellt haben, dass Sie drei oder vier Mal nachts aufwachen, weil Sie z. B. einen Alptraum hatten und immer eine halbe Stunde Zeit benötigen, um sich wieder zu beruhigen, planen Sie eine längere Phase der Nachtruhe ein. Sollten Sie normalerweise sechs Stunden Nachtschlaf benötigen, um sich frisch und ausgeruht zu fühlen, planen Sie nun acht Stunden Ruhephase ein. Gehen Sie zwei Stunden früher ins Bett oder stellen Sie – sollten Sie die Möglichkeit haben – den Wecker am Morgen zwei Stunden später als sonst.

Richten Sie sich einen *Grübelstuhl* ein.

Überhaupt ist es möglich, dass Sie nachts, wenn Sie ins Bett gegangen sind oder aus dem Schlaf wieder erwacht sind, viel darüber nachgrübeln, warum Ihnen das Unfassbare widerfahren ist. Vielleicht grübeln Sie auch darüber nach, ob Sie das Trauma irgendwie hätten verhindern können. Manchmal – wie erwähnt – glaubt man zunächst auch, irgendwie Schuld an dem Ereignis zu haben, obwohl das objektiv gar nicht so ist. Oftmals kommen solche Gedanken auch tagsüber und lassen einen nicht mehr los. Es ist gut, wenn Sie zunächst einen Platz haben, an dem Sie grübeln können. Suchen Sie einen Ort in Ihrer Wohnung aus, an dem Sie einen *Grübelstuhl* aufstellen. Ein Grübelstuhl ist eine Sitzgelegenheit, die *nur* zum *Grübeln* da ist, so wie das Bett zum Schlafen und der Herd zur Zubereitung von Speisen bestimmt sind. Der Grübelstuhl sollte nicht Ihre Lieblingssitzgelegenheit sein. Es wäre auch gut, wenn der Grübelstuhl nicht zu bequem ist. Ein Klappstuhl oder ein so genannter Anglerhocker sind zum Grübeln gut geeignet. Bleiben Sie solange auf Ihrem Grübelstuhl sitzen, bis Sie Ihre Gedanken zu Ende gedacht haben. Erst dann sollten Sie – falls es nachts ist – wieder ins Bett gehen oder – falls es gerade Tag ist – wieder aktiv werden.

Tun Sie Ihrer Seele und Ihrem Körper etwas Gutes und ernähren Sie sich bewusst.

Achten Sie auch mehr auf Ihre Ernährung als sonst. Tun Sie Ihrem Körper und Ihrer Seele etwas Gutes. Nehmen Sie sich Zeit, um zu planen, was Sie kochen möchten. Grundsätzlich tun Ihnen Ihre Lieblingsspeisen jetzt gut. Sie streicheln Körper und Seele. Beachten Sie dabei jedoch ein paar Hinweise.

Die Säurewerte im Blut steigen nach traumatischen Erfahrungen häufig an. Im Anhang findet sich eine Tabelle der Nahrungsmittel, die empfehlenswert bzw. zu meiden sind.

Nach traumatischen Erfahrungen steigt der Säurewert im Blut häufig an. Der Gegenspieler zur *Säure* ist die *Base*. Daher ist es jetzt sinnvoll, auf Lebensmittel zurückzugreifen, die *basisch* wirken. Eine Liste der vorwiegend sauren (also zu reduzierenden) bzw. basischen (also der zu bevorzugenden) Lebensmittel findet sich im Anhang in Tabelle »Ernährung nach traumatischen Erlebnissen« im Teil 6.1. Auch Reformhäuser und Apotheken halten unterstützende Nahrungsmittelzusätze bereit, die basisch wirken. Lassen Sie sich dort beraten. Gut ist es auch, nun vermehrt biologische Nahrungsmittel zu verwenden, da diese weniger Schadstoffe beinhalten. Ihre Seele und Ihr Körper sind im Moment schon belastet genug. Gönnen Sie sich jetzt den Luxus möglichst unbelasteter Nahrungsmittel und helfen Sie damit Ihrem *körperlichen* und *seelischen Immunsystem* wieder auf »die Sprünge«.

So genannte Entgifter tun ein Zusätzliches, um Ihr körperliches und seelisches Immunsystem zu stärken.

Wenn Sie sich darüber hinaus noch etwas Gutes tun wollen, können Sie Ihren Körper noch zusätzlich entgiften. Vitamin C, Vitamin E und Selen sind solche *Entgifter.* Sie können sich diese *Entgifter* in Form von Nahrungsmittelzusätzen zuführen. Die Apotheken halten derartige Präparate bereit und beraten Sie. Diese Stoffe kommen aber auch *natürlich* in Lebensmitteln vor und sind in *natürlicher* Form den konzentrierten Präparaten immer vorzuziehen. Eine weitere Tabelle »Entgifter« findet sich im Anhang in Teil 6.2., aus der Sie entnehmen können, welche Lebensmittel diese entgiftenden Stoffe enthalten.

Im nächsten Abschnitt dieses Ratgebers finden Sie auch verschiedene Übungen, die Ihnen dabei helfen können, Ihre Selbstheilungskräfte zu aktivieren und sich zu entspannen. Wenn Sie Übungen gefunden haben, die Sie als hilfreich empfinden, fügen Sie diese in Ihre Tagesplanung ein. Auch hier gilt: Nicht viel hilft viel, sondern die Übungen, die Ihnen zusagen, können hilfreich bei der Verarbeitung des Traumas sein. Wie gesagt: Vergessen Sie nicht, genügend Ruhephasen einzuplanen und denken Sie auch daran, dass Sie Bewegung brauchen – möglichst an der frischen Luft!

Erweitern Sie Ihren Tagesplan später mit Übungen zur Entspannung und zur Aktivierung Ihrer Selbstheilungskräfte.

Im Anhang finden Sie einen Vorschlag, wie eine Tagesplanung für die ersten zwei Wochen nach dem Erlebnis des Unfassbaren aussehen könnte, wenn Sie im Moment nicht arbeiten können. Einige Tätigkeiten bleiben jeden Tag gleich, wie z. B. die Einnahme des Frühstücks zu einer bestimmten Tageszeit oder das Durchführen der Entspannungsübungen vor dem Aufstehen oder vor dem Schlafengehen. Andere Tätigkeiten sind jeden Tag unterschiedlich, wie z. B. die Übungen zum Umgang mit Intrusionen oder die Abendgestaltung. Wie gesagt: Diese Planung für zwei Wochen ist nur ein Vorschlag. Es ist wichtig, dass der Tagesplan zu Ihren individuellen Bedürfnissen passt. Vielleicht haben Sie Familie und Ihre Kinder kommen mittags zum Essen nach Hause. Dann wird die Uhrzeit, zu der die Einnahme des gemeinsamen Mittagessens stattfindet, möglicherweise eine andere sein. Vielleicht stehen Sie auch früher auf oder gehen später ins Bett, als in diesem Vorschlag angegeben. Achten Sie aber bitte darauf, dass Sie nachts genügend Ruhe finden.

Strukturieren Sie Ihre Tage – machen Sie einen Plan!

4.2 *Instrumente zur ersten Selbsthilfe*

4.2.1 *Das innere Kind trösten*

Das innere Kind trösten.

Wenn es Ihnen nach dem unfassbaren Erlebnis zunächst sehr schlecht geht, können Sie noch mehr für sich tun. In traumatischen Situationen fühlen wir uns zumeist hilflos. Dies erinnert uns unbewusst an die Hilflosigkeit, die wir manchmal aus unserer Kindheit kennen. Wenn wir es zulassen können, spüren wir dieses innere Kind in uns, das sich hilflos fühlt. Wir können dieses innere Kind trösten und fürsorglich mit ihm umgehen. Sorgen Sie nach einer Traumatisierung so für sich, wie Sie es als Kind erfahren haben, oder wie Sie es sich gewünscht hätten. Sprechen Sie mit sich selbst so, wie Sie mit einem Kind sprechen würden, das Sie beruhigen wollen.

Vielleicht erscheint Ihnen die Vorstellung, ein inneres Kind in sich zu tragen und mit diesem auch noch zu sprechen, zunächst *merk-würdig*. Probieren Sie einfach aus, was passiert, wenn Sie sich auf diese Weise selbst trösten. Für viele Menschen ist diese Art des Trostes sehr hilfreich.

4.2.2 *Fähigkeitenliste*

Schreiben Sie in einer Liste alles auf, was Sie selbst an Fähigkeiten haben.

Es ist jetzt auch wichtig, sich darüber klar zu werden, was an so genannten *Ressource*n zur Verfügung steht, um das Trauma bewältigen zu können. *Ressourcen* können z. B. Menschen sein, die Ihnen helfen können, Ihren Alltag zu bewältigen, aber auch alle Ihre Fähigkeiten, die Sie selbst besitzen.

Schreiben Sie sich in einer Liste bitte zunächst alles auf, was Sie selbst können. Erinnern Sie sich auch der Dinge, die häufig für normal gehalten werden, wie z. B. Lesen oder Schreiben, denn es ist nicht selbstverständlich, das zu können.

Überprüfen Sie die Ressourcen-Liste dann im Hinblick darauf, ob Ihnen bestimmte Fähigkeiten oder Fertigkeiten bei der Lösung Ihres Problems behilflich sein können. Oftmals finden sich hier Fähigkeiten und Fertigkeiten, die sehr hilfreich sein können.

Schreiben zu können kann z. B. hilfreich dabei sein, sich das Erlebte zunächst »von der Seele« zu schreiben, um es dann zunächst – in Form des beschriebenen Papiers – wegzuschließen.

Überlegen Sie dann, welche Menschen Sie kennen, die Ihnen helfen könnten, und welche Fähigkeiten und Fertigkeiten sie haben. Vielleicht kennen Sie jemanden, der gut organisieren kann und sich zunächst darum kümmern könnte, dass Ihr Haushalt, Ihr Garten und Ihre Kinder versorgt sind. Vielleicht erinnern Sie sich auch an jemanden, dem Ähnliches widerfahren ist wie Ihnen, und der jetzt als Gesprächspartner hilfreich sein könnte. Legen Sie eine weitere Liste an und schreiben Sie auf, wer Ihnen möglicherweise in ihrer Situation helfen könnte. Greifen Sie auf Ihre Liste zurück, wenn Sie in Ihrer jetzigen Situation vor einem Problem stehen, von dem Sie glauben, es selbst nicht bewältigen zu können. Es ist gut, wenn beide Listen sofort greifbar für Sie sind.

Legen Sie eine weitere Liste an, und schreiben Sie auf, welche Menschen Ihnen jetzt auf welche Weise helfen könnten.

4.2.3 Freudebiografie erstellen

Versuchen Sie auch, eine *Freudebiografie*, wie Verena Kast dies in Ihrem Buch *Freude, Inspiration und Hoffnung* vorschlägt, zu erstellen. Denken Sie an die schönen Momente in ihrem Leben und schreiben Sie sie auf. Erinnern Sie sich z. B., wenn Sie dies können, wie Sie sich als Kind gefreut haben, wenn Sie auf einer Schaukel saßen oder mit Anderen Ball gespielt haben. Erinnern Sie sich, was Ihnen als Teenager Freude gemacht hat und was Sie als junger Erwachsener beglückte. Verfahren Sie mit ihrem ganzen Leben so. Schreiben Sie alles auf, was Sie jemals glücklich gemacht hat und worüber Sie sich gefreut haben. Das Schreiben einer Freudebiografie kann zu Beginn schwierig erscheinen. Manchmal fällt einem in der gegenwärtigen, überschatteten Situation erst einmal gar nichts ein, was schön und freudvoll war. Lassen Sie sich Zeit. Es gibt kaum Menschen, denen nicht schon glückliche und freudige Momente beschieden waren. Bei dem einen sind es vielleicht mehr und bei dem

Erstellen Sie eine Freudebiografie.

anderen weniger, aber es kommt kaum vor, dass jemand keine glücklichen Momente im Leben hatte.

Lassen Sie Ihre Freudebiografie auf Ihre Seele und Ihren Körper wirken. Heilung geschieht am besten durch positive Gefühle.

Wenn Sie den ersten glücklichen Moment in Ihrer Biografie gefunden haben, gehen Sie die Situation im Geiste nochmals durch und versuchen Sie, die Freude nochmals zu erleben. Lassen Sie die positiven Gefühle sich in Ihrem Körper ausbreiten, sodass es ist, als wären alle Zellen Ihres Körpers mit diesen glücklichen Gefühlen erfüllt. Wenn man erst einmal mit einem positiven Gefühl in Verbindung gekommen ist, fällt es leichter, weitere Glücksmomente zu finden. Wenn Sie Ihre Freudebiografie geschrieben haben, lassen Sie sie immer wieder auf Ihre Seele und Ihren Körper wirken.

Heilung geschieht nicht durch die ausschließliche Konzentration auf den Schmerz und die Versorgung der Wunden, sondern am besten durch positive Gefühle.

4.2.4 Notfallkoffer packen

Packen Sie sich einen Notfallkoffer, für Momente in denen es Ihrer Seele sehr schlecht geht.

Es wäre möglich, dass es Momente gibt, in denen es Ihnen so schlecht geht, dass Sie akut Hilfe brauchen. Vielleicht ist es dann nicht mehr ausreichend, einen strukturierten Tagesablauf zu haben. Notärzte und Rettungsdienstler haben immer einen Notfallkoffer mit Utensilien dabei, um in der akuten Situation helfen zu können. Es ist gut, wenn auch Sie über einen solchen Notfallkoffer mit symbolischen Gegenständen verfügen, die Ihnen in der konkreten Situation, in der Sie schnell Hilfe benötigen, helfen können.

Fertigen Sie wiederum eine Liste an. Auf dieser Liste sollte alles verzeichnet sein, was Ihnen je geholfen hat, wenn es Ihnen schlecht ging, bzw. alles, was Ihnen gut tut. Das kann der Duft eines Parfums, Fotos, eine Duftkerze, aber auch ein Kuscheltier sein. Ordnen Sie die Liste dann so, dass die Dinge, die besonders hilfreich sind, an den oberen Positionen stehen. Bitte schreiben Sie aber nur konstruktive Dinge auf. Selbstverletzung z. B. ist zwar für einige Menschen vermeintlich hilfreich, aber nicht konstruktiv.

Eine solche Liste könnte wie folgt aussehen:

- Bilder von vergangenen Urlauben oder von lieben Menschen ansehen
- Eine Duftlampe mit dem Lieblingsduft entzünden
- Die Lieblingsmusik hören
- Einen Spaziergang in schöner Umgebung machen
- Sich bewegen (Sport treiben, Gymnastik machen, Tanzen etc.)
- Imaginationsübungen machen (die später beschrieben werden)
- Entspannungsübungen machen (die später beschrieben werden)
- Ein beruhigendes Bad mit ätherischen Ölen nehmen
- Eine Freundin/einen Freund anrufen
- Das Lieblingsgedicht lesen etc.

Am hilfreichsten ist es, wenn Sie sich nicht nur eine Liste der Dinge machen, die in Notsituationen für Sie hilfreich sein können. Packen Sie die Dinge tatsächlich in einen Koffer. Legen Sie z. B. das Buch mit dem Lieblingsgedicht, den Lieblingsduft oder die Lieblings-CD in diesen Koffer, der jederzeit an einem gut zu erreichenden Ort bereitsteht. Es ist gut, wenn alles bereit steht, wenn es uns gerade nicht gut geht. Wir haben häufig verlernt, uns selbst Gutes zu tun und in der Situation selbst ist der Blick für das, was uns gut tun könnte, häufig verstellt.

4.2.5 *Zum Umgang mit Intrusionen*

Der Umgang mit Intrusionen.

Im Übungsteil finden sich Übungen zum Umgang mit den so genannten Intrusionen. Zunächst jedoch noch ganz allgemein zu dem Phänomen der Intrusionen. Gegen das Auftauchen intrusiver Gedanken und Bilder kann man zunächst tatsächlich nichts tun. Die Bilder kommen einfach. Problematisch ist es, zu versuchen, die Bilder oder Gedanken mit Macht und Gewalt zu verbannen. Der Effekt ist zumeist, dass sie dann verstärkt wiederkommen.

Einladung zu einem Gedanken-Experiment.

Ich möchte Sie an dieser Stelle zu einem kleinen Gedanken-Experiment einladen. Bitte lesen Sie erst weiter, wenn Sie das Experiment durchgeführt haben. Legen Sie das Buch zur Seite, wenn Sie den nächsten Absatz zu Ende gelesen haben und führen Sie das Experiment durch.

Durchführung des Experimentes

Sie dürfen jetzt an alles denken, was Ihnen beliebt.
Nur an eines bitte nicht:
An eine große, schöne gelbe Sonnenblume auf einem Feld, die sich im Wind wiegt.
Versuchen Sie dies bitte einige Sekunden oder Minuten lang.
Lesen Sie erst dann weiter.

Auswertung des Experimentes

Wie ist es Ihnen ergangen? Die meisten Menschen machen die Erfahrung, dass sie nun erst recht an die Sonnenblume gedacht haben und dass es Ihnen nicht möglich war, an etwas anderes zu denken. Mit intrusiven Gedanken oder Bildern verhält es sich genauso: Je mehr wir versuchen, sie zu verscheuchen, umso mehr drängen Sie sich uns auf.

Die Bilder kommen und gehen lassen, wie einen Zug, der an uns vorbei fährt.

Hilfreicher ist es, sich vorzustellen, dass die Gedanken und Bilder auftauchen, wie etwa ein Zug, der sich nähert. Wenn wir an einem Bahnhof stehen, nähern sich diesem Züge. Ein Zug taucht in weiter Ferne auf und nähert sich, bis er ganz nah ist. Dann fährt der Zug an uns vorbei. Wir sehen die Lokomotive und die einzelnen Waggons, die an uns vorbeirauschen. Irgendwann ist der Zug vorbeigefahren. Wir können ihm noch hinterher sehen und die Schlusslichter betrachten, bis er schließlich nicht mehr zu erkennen ist. Ein solcher Umgang mit Intrusionen sorgt dafür, dass die Bilder und Gedanken zwar »durchfahren« können, aber auch wieder verschwinden. Genauso wie sie aufgetaucht sind.
Manchmal ist es auch hilfreich, Gegenbilder zu den Schreckensbildern aufzubauen. Diese und andere Übungen finden Sie im Übungsteil dieses Ratgebers erklärt.

4.2.6 *Übungen in Ruhe lesen und ausprobieren*

Sie finden in diesem Buch einen reichen Schatz an Übungen zur Beruhigung und Stabilisierung und zum Umgang mit Intrusionen. Wir Menschen sind alle sehr unterschiedlich – was für den einen hilfreich ist, muss für den anderen noch lange nicht gut sein. Lesen Sie sich die Übungen deshalb in Ruhe durch und probieren Sie sie aus.

Lesen Sie sich die Übungen in Ruhe durch und probieren Sie sie aus.

Wenn Ihnen eine Übung zusagt, machen Sie sie öfters, möglichst mehrere Wochen lang. Wenn Sie bei einer Übung das Gefühl haben, dass Sie (im Moment) nichts für Sie ist, legen Sie sie in die Schatztruhe zurück. Vielleicht möchten Sie zu einem späteren Zeitpunkt darauf zurückgreifen, vielleicht auch nicht. Es kommt nicht darauf an, möglichst viele Übungen zu machen. Vielmehr ist es wichtig, dass Sie sich Ihren eigenen *Werkzeugkasten* mit verschiedenen Übungen zusammenstellen, mit dem Sie gut zurechtkommen. Praktisch wäre es vielleicht, die Übungen zu fotokopieren. Dann können Sie diese in hilfreiche und nicht so hilfreiche Stapel sortieren und Kopien der Übungen, die Ihnen am meisten helfen, in Ihren Notfallkoffer legen.

Stellen Sie sich Ihren eigenen Werkzeugkasten mit Übungen zusammen, die Sie dann öfters durchführen.

Sie können die Übungen auch auf eine Kassette oder ein Diktiergerät sprechen, und dann den von Ihnen selbst gesprochenen Anleitungen folgen, ohne wieder in das Buch schauen zu müssen.

Manchen Menschen kommen die Übungen zu Anfang sehr *merk-würdig* vor. Das ist verständlich. Schließlich ist das alles sehr neu und sehr ungewohnt für Sie. Wenn Sie sich jedoch darauf einlassen können, Neues auszuprobieren, werden Sie feststellen, dass die Übungen sehr hilfreich sein können. Also: Springen Sie über Ihren Schatten und experimentieren Sie mit den Übungen. Besonders die vorgeschlagenen Körperwahrnehmungsübungen auszuprobieren, empfiehlt sich für traumatisierte Menschen sehr. Oftmals sind wir nach einer traumati-

Zu Beginn wirken die Übungen manchmal *merk-würdig*. Es lohnt sich jedoch, über den eigenen Schatten zu springen und sie auszuprobieren.

schen Erfahrung nicht richtig in unserem Körper. Manchmal ziehen wir uns auch nach einer traumatischen Erfahrung unbewusst von unserem Körper zurück, weil er quasi der Sitz des Traumas ist.

Häufig sind es die einfachen Dinge, die hilfreich sind. Das Leben ist schon kompliziert genug!

Anderen Menschen kommen die Übungen vielleicht zu einfach vor. Doch häufig sind es die einfachen Dinge, die hilfreich sind. Das Leben ist häufig ohnehin schon kompliziert genug. Das dürfte auf Ihre jetzige Situation – wenn Sie ein Trauma durchlebt haben – erst recht zutreffen.

4.2.7 Nebenwirkungen

Die Übungen können manchmal unerwünschte Nebenwirkungen haben.

Alles, was wirkt, kann natürlich auch Nebenwirkungen haben. Das kann bei den Übungen – genauso wie bei Medikamenten – der Fall sein. Medikamente haben einen Beipackzettel, auf dem alle nur jemals beobachteten Nebenwirkungen aufgelistet sein müssen – auch wenn die Möglichkeit des Auftretens sehr gering ist. Dennoch ist es notwendig, darauf hinzuweisen. Auch die vorgeschlagenen Übungen können in seltenen Fällen Wirkungen haben, die nicht beabsichtigt sind. Da die Übungen allesamt auch entspannen, können wir uns möglicherweise belastenden Erfahrungen nähern, denen wir uns im Moment gar nicht nähern wollen.

Sollten unerwünschte Nebenwirkungen auftreten, probieren Sie die Übungen erst zu einem späteren Zeitpunkt aus.

Sollten während den Atem- oder Entspannungsübungen unerwünschte Bilder, Gedanken oder Gefühle – also Intrusionen – hochkommen, beenden Sie die Übung bitte. Beruhigen Sie sich, lenken Sie sich ab. Die Intrusionen werden wieder verschwinden. Probieren Sie diese Übungen erst wieder zu einem späteren Zeitpunkt aus. Beginnen Sie dann zunächst mit stabilisierenden, beruhigenden Übungen. Wie schon gesagt – alles hat seine Zeit.

Unter gewissen Voraussetzungen sollten Sie zunächst Rücksprache mit Ihrem Arzt halten, bevor Sie die Übungen ausprobieren. Dies gilt insbesondere für die Atem- und die Entspannungsübung. Sollten Sie unter einer Asthmaerkrankung oder einer Herz-Rhythmusstörung leiden, fragen Sie erst Ihren Arzt, ob er Ihnen die Übung empfiehlt. Sollten Sie unter einer psychiatrischen Erkrankung leiden, empfiehlt es sich, vorher mit dem Arzt zu sprechen.

Bei manchen Erkrankungen empfiehlt sich die vorherige Rücksprache mit dem Arzt.

4.2.8 Keine Atem- und Entspannungsübungen bei Selbstmordgedanken!

Sollten Sie zur Zeit vermehrt Gedanken an den Tod haben oder gar planen, sich das Leben zu nehmen, machen Sie die Atem- und die Entspannungsübungen bitte nicht. Die Übungen könnten diese Gedanken noch verstärken. Wenn Sie das Gefühl haben, mit Ihrem Leben gar nicht mehr zurechtzukommen, holen Sie sich – allerschnellstmöglich – professionelle Hilfe. Machen Sie die Übungen erst, wenn Sie sich von diesen Gedanken ganz distanziert haben.

Wenn Sie das Gefühl haben, dass es besser wäre, nicht weiter zu leben, machen Sie die Übungen bitte nicht. Holen Sie sich vielmehr *schnellstmöglich professionelle Hilfe*!

4.2.9 Herkunft und Reihenfolge der Übungen

Die vorgeschlagenen Übungen stammen zum Großteil von Herrn Prof. Dr. Gottfried Fischer und von Frau Luise Reddemann, die beide mit traumatisierten Menschen arbeiten. Viele Therapeuten arbeiten mit diesen Übungen und haben gute Erfahrungen damit gemacht.

Viele Therapeuten haben gute Erfahrungen mit den Übungen gemacht.

Lesen Sie sich die Übungen nun in Ruhe durch und entscheiden Sie, welche Sie ausprobieren möchten. Die Übungen haben eine gewisse Ordnung. In der ersten Zeit nach der traumatischen Erfahrung empfiehlt es sich, zunächst die ersten zwölf Übungen auszuprobieren. Bevor Sie die Übungen 13 bis 17 ausprobieren, ist es sinnvoll, die beiden Übungen »Achtsamkeit üben« (Nr. 10) und »Der innere Beobachter« (Nr. 11) gut zu beherrschen.

Diese beiden Übungen sind gut dazu geeignet, Distanz zu erlangen, die zunächst hilfreich ist, wenn Sie damit beginnen möchten, an Ihren Intrusionen zu arbeiten.

5 *Übungen*

5.1 *Übersicht*

Nr.	*Name der Übung*	*Symptom*	*Wirkung*	*S.*
1	Innerer sicherer Ort	übergreifend	Stabilisierend, beruhigend, energiespendend	99
2	Innerer Garten	übergreifend	Stabilisierend, schafft Distanz zu Gedanken und Bildern, denen wir uns ohnmächtig ausgesetzt fühlen; hilfreich, wenn es schwierig ist, sich eine weitere Zukunft vorzustellen	100
3	Baum-Übung	übergreifend	Stabilisierend, beruhigend, tröstend, wirkt Hoffnungslosigkeit entgegen	102
4	An Erfolge denken	Grübeln über eigenes Versagen	Hilfreich gegen das Gefühl, versagt zu haben	103
5	Lichtstromübung	Körperliche und seelische Verletzungen	Wirksam bei körperlichen und seelischen Verletzungen, unterstützend bei eventueller Medikamenteneinnahme	104

Nr.	*Name der Übung*	*Symptom*	*Wirkung*	*S.*
6	Inneres Team	Kontaktverlust zu sich selbst	Hilfreich, um wieder Kontakt zu sich selbst und zur eigenen *inneren Weisheit* aufzunehmen	105
7	Atemübung	Hyperarousal	Beruhigt bei körperlicher Übererregung, z. B. bei Herzrasen. Achtung: Sollten bei der Übung Intrusionen auftreten, Übung bitte beenden und auf einen späteren Zeitpunkt verschieben; auf die Übung *Gepäck ablegen* ausweichen	106
8	Muskelentspannung	Hyperarousal	Beruhigt bei körperlicher Übererregung und Muskelverspannungen, hilft gegen Muskelschmerzen, für die keine körperliche Ursache gefunden werden kann. Achtung: Sollten bei der Übung Intrusionen auftreten, Übung bitte beenden und auf einen späteren Zeitpunkt verschieben; auf die Übung *Gepäck ablegen* ausweichen.	107
9	Gepäck ablegen	Allgemeine Trauma-Symptome	Entspannend; anzuwenden, wenn Entspannungs- oder Atemübungen noch nicht möglich sind oder wenn durch diese Intrusionen hochkommen	112
10	Achtsamkeit üben – Atmung spüren	Allgemeine Trauma-Symptome	Gegenmittel gegen Gedanken, Bilder und Gefühle, denen wir uns ohnmächtig ausgesetzt fühlen; gut für körperliche und seelische Entspannung, schafft Distanz zur traumatischen Erfahrung	113
11	Achtsamkeitsübung – Körperübung	Allgemeine Trauma-Symptome	Gegenmittel gegen Gedanken, Bilder und Gefühle, denen wir uns ohnmächtig ausgesetzt fühlen; gut für körperliche und seelische Entspannung, schafft Distanz zur traumatischen Erfahrung	115

Nr.	*Name der Übung*	*Symptom*	*Wirkung*	*S.*
12	Der innere Beobachter	Allgemeine Trauma-Symptome	Stabilisierend; schafft Distanz zur traumatischen Erfahrung	116
13	Sinnlosigkeits-Übung	Intrusionen und Grübeln	Seelisch entlastend und stabilisierend	118
14	Tresor-Übung	Intrusionen	Stabilisierend, schafft Distanz zu Gedanken und Bildern, denen wir uns ohnmächtig ausgesetzt fühlen; gibt Kontrolle zurück. Bitte erst ausprobieren, wenn Sie die Übungen »Achtsamkeit üben« und/oder »Der innere Beobachter« gut beherrschen.	119
15	Bildschirm-Übung	Intrusionen	Stabilisierend, schafft Distanz zu Gefühlen, denen wir uns ohnmächtig ausgesetzt fühlen; gibt Kontrolle zurück. Bitte erst ausprobieren, wenn Sie die Übungen »Achtsamkeit üben« und/oder »Der innere Beobachter« gut beherrschen.	120
16	Regler-Übung	Intrusionen	Stabilisierend, schafft Distanz zu Gefühlen, denen wir uns ohnmächtig ausgesetzt fühlen; gibt Kontrolle zurück. Bitte erst ausprobieren, wenn Sie die Übungen »Achtsamkeit üben« und/oder »Der innere Beobachter« gut beherrschen.	121
17	Gefühlen eine Gestalt geben	Intrusionen	Stabilisierend, schafft Distanz zu Gefühlen, denen wir uns ohnmächtig ausgesetzt fühlen; gibt Kontrolle zurück. Bitte erst ausprobieren, wenn Sie die Übungen »Achtsamkeit üben« und/oder »Der innere Beobachter« gut beherrschen.	122

Nr.	*Name der Übung*	*Symptom*	*Wirkung*	*S.*
18	Gegenbilder aufbauen	Intrusionen	Stabilisierend, tröstend, schafft Distanz zu Bildern, denen wir uns ohnmächtig ausgesetzt fühlen; gibt Kontrolle zurück. Bitte erst ausprobieren, wenn Sie die Übungen »Achtsamkeit üben« und/oder »Der innere Beobachter« gut beherrschen.	122

5.2 *Übungsanleitungen*

5.2.1 *Innerer sicherer Ort*

Stellen Sie sich einen Ort vor, an dem Sie sich sicher und geborgen fühlen können.

Versuchen Sie, sich einen Ort vorzustellen, an dem Sie sich ganz sicher und geborgen fühlen können. Dieser Ort kann auf unserer Erde sein, er muss es aber nicht. Der Ort kann genauso gut ihrer Fantasiewelt entspringen. Denken Sie darüber nach, ob Sie an diesem Ort lieber allein sein möchten oder ob Sie sich Gesellschaft wünschen. Möchten Sie bestimmte Menschen an diesen Ort einladen oder vielleicht Tiere?

Laden Sie sich hilfreiche Wesen ein, wenn Sie möchten.

Sie können an Ihren sicheren Ort auch andere innere hilfreiche Wesen einladen, die Ihnen zur Seite stehen – egal, was auch passiert. Sie können diese Wesen mit allen Eigenschaften ausstatten, die hilfreich für Sie sein können. Die Wesen können liebevoll, achtsam, gütig oder weise sein. Aber gerade Menschen, die ohnmächtig einer traumatischen Situation ausgeliefert waren, können auch kraftvolle Wesen sehr helfen. Ihrer Fantasie im Erfinden des sicheren Ortes und der Wesen, die Sie dorthin einladen, sind keine Grenzen gesetzt. Manche Menschen wünschen sich auch Feen, Kobolde oder Fabelwesen an ihren sicheren Ort.
Prüfen Sie in Ruhe, ob Sie sich an Ihrem Ort mit allen Sinnen wohlfühlen. Sehen Sie das, was Sie sehen wollen? Hören Sie das, was Sie hören wollen? Ist die Temperatur an dem Ort für Sie so angenehm? Können Sie sich an Ihrem Ort so bewegen, wie Sie es als angenehm empfinden? Sind die Gerüche an Ihrem Ort angenehm für Sie? Sie können den Ort so einrichten, dass Sie sich dort ganz und gar wohl fühlen.

Verbinden Sie eine Körpergeste mit der Vorstellung Ihres inneren sicheren Ortes, um später schnell wieder zu diesem Ort zurückkehren zu können.

Wenn Sie spüren, dass Ihr sicherer Ort genauso ist, wie Sie es sich vorstellen, können Sie eine Körpergeste damit verbinden, z. B. sich am Ohrläppchen ziehen, während Sie in dieser Vorstellung sind. Diese Geste wird Ihnen künftig helfen, sich den Ort wieder ganz schnell vorstellen zu können, wenn Sie sich wiederum am Ohrläppchen ziehen. Sie können auch eine andere Körperstelle, z. B. Ihren Handrücken drücken, während Sie intensiv in Ihrer Vorstellung von Ihrem sicheren Ort verweilen. Wenn Sie diese Stelle später wieder drücken, wird Ihnen dies helfen, schnell wieder an Ihren Ort zurückzukehren.

Diese Übung hilft, Energien wieder aufzutanken und ruhiger zu werden.

Kommen Sie zum Beenden der Übung mit aller Aufmerksamkeit in den Raum oder an den Ort zurück, an dem Sie sich befinden und nehmen Sie bewusst wahr, was Sie sehen, hören, spüren und riechen.
Wenn Ihnen diese Übung zusagt, werden Sie nach mehrmaligem Üben spüren, dass diese Übung Ihnen dabei hilft, Ihre Energien wieder aufzutanken und ruhiger zu werden.

5.2.2 Innerer Garten

Nach Traumatisierungen ist es oft schwierig, sich vorzustellen, dass es eine Zukunft geben kann.

Nach Traumatisierungen ist es häufig schwierig, sich überhaupt eine Zukunft vorzustellen. Nach dem Erleben einer traumatischen Situation kann es jedoch sehr hilfreich sein, sich zu überlegen, wie man sich die Zukunft vorstellt. Wenn es einem nicht gelingt, sich die Zukunft vorzustellen, kann man sich ein Symbol dafür suchen und mithilfe dieses Symbols die Zukunft neu gestalten. Ein solches Symbol kann z. B. ein Garten sein.

Sie können diese Übung mit der des sicheren Ortes kombinieren.

Diese Übung ähnelt der des sicheren Ortes, doch ist sie weitreichender, weil Sie immer wieder Veränderungen des Gartens vornehmen können. Aus Altem entsteht immer wieder Neues. Wenn Sie möchten, können Sie die Übung des inneren sicheren Ortes mit dieser verbinden.

Stellen Sie sich dafür ein Stück unberührte Erde vor. Ein Stück Land, auf dem noch nichts wächst. Es kann so klein sein wie ein Fingerhut oder so groß wie eine Parklandschaft. Stellen Sie es sich so groß vor, dass es für Sie stimmig ist. Und dann bepflanzen Sie dieses Land, das Ihr Garten wird. Gestalten Sie Ihren Garten ganz nach Ihren Wünschen. Das, was Sie sich wünschen, wird sofort Wirklichkeit, weil Sie es sich mit Ihrer Vorstellungskraft zaubern können. Wenn Sie möchten, können Sie ein Gewässer in Ihrem Garten haben – einen Bach oder einen Teich. Sie können sich überlegen, ob Sie einen Sitzplatz oder eine Sitzecke anlegen möchten und können auswählen, wo der beste Platz dafür ist. Vielleicht möchten Sie auch Tiere in Ihrem Garten haben. Dann stellen Sie sich die Tiere darin vor. Wenn Sie Ihren Garten in Ihrer Vorstellung so gestaltet haben, wie Sie ihn gern hätten, dann können Sie sich irgendwo in ihm niederlassen, wo es Ihnen gefällt, den Garten einfach genießen und sich an ihm erfreuen. Sie können auch jemanden in Ihren Garten einladen, wenn Sie möchten.

Erfinden Sie in Ihrer Vorstellung Ihren eigenen inneren Garten.

Und wenn Sie später merken, dass Sie Ihren Garten doch anders haben möchten, dann bringen Sie das, was Sie nicht mehr brauchen, auf den Kompost in der Ecke. So kann aus dem, was Sie nicht mehr benötigen, wieder fruchtbare Erde werden.

Der Kompost nimmt Altes auf und lässt Neues entstehen.

Sie können jederzeit in Ihren Garten zurückkehren, wenn Sie das möchten. Verbinden Sie deshalb auch mit dieser Vorstellung eine Körpergeste, mit deren Hilfe sie zu einem späteren Zeitpunkt schneller in die Vorstellung Ihres Gartens zurückkehren können.

Kommen Sie, wenn Sie Ihren Garten ausreichend lange genossen haben, mit Ihrer vollen Aufmerksamkeit in den Raum zurück und nehmen Sie Ihre Umgebung bewusst wahr.

Verbinden Sie auch diese Vorstellung mit einer Körpergeste, um die Rückkehr in Ihren Garten zu erleichtern.

5.2.3 Baum-Übung

Nehmen Sie in Ihrer Vorstellung Kontakt zu einem Baum auf.

Stellen Sie sich zunächst eine Landschaft vor, in der Sie sich wohlfühlen und in der Sie sich gern aufhalten würden. Sie können eine Landschaft auswählen, die Sie kennen, Sie können diese aber auch erfinden. Und nun stellen Sie sich irgendwo in dieser Landschaft einen Baum vor, zu dem Sie gern hingehen würden, der Sie vielleicht sogar anzieht. Stellen Sie sich vor, dass Sie zu dem Baum hingehen und Kontakt mit im aufnehmen, indem Sie ihn vielleicht berühren oder ihn anschauen. Nehmen Sie seinen Stamm wahr, fühlen Sie die Oberfläche der Rinde, nehmen Sie seinen Geruch auf. Nehmen Sie dann wahr, wie der Stamm sich verzweigt. Sehen Sie sich seine Blätter an. Vielleicht hat der Baum Knospen oder er trägt Früchte? Nehmen Sie alles das wahr und nehmen Sie mit dem Baum immer engeren Kontakt auf. Wenn es Ihnen möglich ist, können Sie sich vorstellen, dass Sie sich an den Baum lehnen und ihn spüren. Und wenn Ihnen die Vorstellung angenehm ist, können Sie sich auch vorstellen, dass Sie eins werden mit dem Baum.
Dann können Sie als Baum erleben, was es heißt, Wurzeln zu haben, die sich in der Erde verzweigen und von dort Nahrung aufzunehmen. Erleben Sie, wie es ist, Blätter zu haben, die das Sonnenlicht aufnehmen und umwandeln können. Wenn Sie nicht mit dem Baum verschmelzen wollen oder können, betrachten Sie ihn einfach und berühren Sie ihn, wenn Sie möchten. Beschäftigen Sie sich damit, was es wohl für den Baum bedeutet, Wurzeln zu haben und das Sonnenlicht über die Blätter aufzunehmen.

Womit möchten Sie genährt und versorgt werden?

Und dann beschäftigen Sie sich mit der Frage, womit Sie genährt und versorgt werden möchten. Ist es körperliche Nahrung, Gefühlsnahrung, Nahrung für den Geist? Wenn Sie mit dem Baum eins sein sollten, können Sie sich vorstellen, dass Sie die Nahrung, die Sie gerade benötigen, von der Erde und von der Sonne erhalten. Und auch wenn Sie nicht mit dem Baum verschmolzen sind, können Sie sich trotzdem vorstellen, was es bedeutet, von der Sonne und von der Erde Nahrung zu erhalten, denn das ist auch bei uns Menschen so. Spüren Sie, wie das, was Sie von der Sonne und der Erde bekommen, sich in Ihnen verbindet. Und dass Sie dadurch wachsen.

Wenn Sie das Gefühl haben, genährt zu sein, lösen Sie sich wieder von Ihrem Baum. Und wenn Sie möchten, können Sie sich vornehmen, bald wieder zu Ihrem Baum zurückzukehren, um mit seiner Hilfe zu erfahren, dass Sie mit allem, was Sie gerne hätten, genährt werden können. Verabschieden Sie sich von Ihrem Baum und danken Sie ihm vielleicht auch für seine Unterstützung. Kommen Sie dann mit aller Aufmerksamkeit in den Raum oder an den Ort zurück, an dem Sie sich befinden und nehmen Sie bewusst wahr, was Sie sehen, hören, spüren und riechen.

Kehren Sie immer dann zu Ihrem Baum zurück, wenn Sie sich versorgt fühlen möchten.

5.2.4 An Erfolge denken

Manche Menschen erleben ein traumatisches Ereignis wie ein persönliches Versagen, auch wenn dies objektiv gar nicht so ist. Es kann zu sehr deprimierten Stimmungslagen führen, wenn man das Gefühl hat, versagt zu haben. Manchmal ist es in der ersten Zeit nicht möglich, sich von diesem vermeintlichen persönlichen Versagen loszulösen. Daher kann es zu Beginn hilfreich sein, diesem Versagensgefühl zunächst ein anderes Gefühl entgegenzuhalten, nämlich das Gefühl des Erfolges.

Sollte in der ersten Zeit nach einem Trauma das Gefühl, versagt zu haben vorherrschen, ist es hilfreich, dem zunächst etwas entgegenzusetzen.

Legen Sie sich daher eine Liste mit Situationen an, in denen Sie erfolgreich waren. Vielleicht war dies der Moment, indem Sie ein Abschlusszeugnis bekommen haben oder vielleicht der Moment, in dem Sie einen Sieg mit Ihrer Fußballmannschaft feiern konnten. Vielleicht waren Sie erfolgreich, als Sie einem Kind zu seinem Recht verhalfen oder als Sie einmal ihren »inneren Schweinehund« besiegten. Listen Sie alle Ihre Erfolge schriftlich auf und tragen Sie die Liste bei sich.

Legen Sie sich eine »Erfolgsliste« an.

Machen Sie von Ihrer Erfolgsliste Gebrauch, wenn Sie von dem Gefühl, versagt zu haben, überfallen werden.

Wenn Sie von dem Gefühl, versagt zu haben, überfallen werden, nehmen Sie die Liste zur Hand und lesen Sie sich diese laut vor. Möglicherweise werden Sie zu einem späteren Zeitpunkt sehen können, dass Sie in der traumatischen Situation gar nicht versagt haben. Aber bis es soweit ist, kann es hilfreich sein, diese Übung zu machen.

5.2.5 Lichtstrom-Übung

Diese Übung ist bei seelischen und körperlichen Schmerzen wirksam. Die Wirkung von Arzneimitteln kann auf diese Weise verstärkt werden.

Die folgende Übung kann sowohl bei seelischen, als auch bei körperlichen Schmerzen sehr wirksam sein. Sie kann auch die Wirkung von Arzneimitteln, die innerlich oder äußerlich angewandt werden, sehr wirkungsvoll unterstützen.
Wenn Sie die Wirkung von Arzneimitteln verstärken wollen, kann der Lichtstrom dabei behilflich sein, die Wirkstoffe dorthin zu transportieren, wo sie im Körper benötigt werden.

Entspannen Sie sich.

Setzen oder legen Sie sich möglichst entspannt hin. Falls Ihnen die Entspannung nicht gelingt, können Sie die in der Folge beschriebene lange oder kurze Form der Entspannungsübung durchführen, bevor Sie mit dieser Übung beginnen.

Verbinden Sie eine Farbe mit Ihrer Vorstellung von Heilung und lassen Sie einen entsprechenden Lichtstrom dieser Farbe fließen.

Stellen Sie sich, wenn Sie entspannt sind, eine Farbe vor, die Sie mit Heilung verbinden. Es ist wichtig, dass die Farbe Ihnen und Ihrer Vorstellung von Heilung entspricht. Diese Farbe können Sie nun in Form eines Lichtstroms durch Ihren Körper hindurchströmen lassen. Lassen Sie den Lichtstrom auf schmerzende Stellen wirken, hüllen Sie seelische oder körperliche Wunden ganz mit der heilsamen Farbe ein. Lassen Sie den Lichtstrom so lange strömen wie Sie es als angenehm empfinden und spüren Sie, wie die Heilkraft der Farbe Sie durchdringt. Kehren Sie dann ganz allmählich, in einem Ihnen angenehmen Tempo, in den Raum oder an den Ort, an dem Sie sich befinden, zurück, und nehmen Sie alles um sich herum wieder bewusst wahr.

5.2.6 *Inneres Team*

Unter einem inneren Team versteht man jüngere oder zukünftige Ichs, die man um Rat bitten kann. Das bedeutet, dass Ihr inneres Team aus dem 5-jährigen Kind, das Sie einmal waren, dem jungen, 20-jährigen Menschen, der Sie waren und dem 70-jährigen Menschen bestehen kann, der Sie einmal sein werden. In der nun vorgestellten Übung nehmen Sie mit diesen Ichs Kontakt auf, um sie um Rat zu fragen. Durch diese Übung nehmen Sie Kontakt zu Ihrer so genannten eigenen *inneren Weisheit* auf.

Nehmen Sie mit den *Ichs* Kontakt auf, die sie einmal waren oder sein werden und beraten Sie sich mit ihnen.

Stellen Sie sich eine Art Konferenzraum vor oder eine schöne große Wohnküche mit einem großen Holztisch. Richten Sie den Raum in Ihrer Vorstellung so ein, dass er Ihnen gut gefällt. Und jetzt laden Sie sich selbst, als der Mensch, der Sie einmal waren und zukünftig sein werden ein, an diesem Tisch Platz zu nehmen. Wen laden Sie ein? Die oder den 3-jährige(n)? Die oder den 5-jährige(n)? Die oder den 12-jährige(n)? Die oder den 20-jährige(n)? Sie entscheiden, welches Ich Sie sich an Ihren Tisch holen möchten. Sie können auch entscheiden, ob Sie nur eines von den Ichs, die Sie einmal sein werden, einladen möchten oder mehrere.

Bitten Sie Ihre Ichs gemeinsam mit Ihrem heutigen Ich an einen Tisch.

Wenn Sie alle eingeladen haben und sich alle am Tisch versammelt haben, können Sie die Konferenz beginnen. Sie können mit allen Versammelten eine Frage erörtern, die Sie vielleicht schon länger beschäftigt. Sie können Ihr inneres Team zu einem Brainstorming einladen. Das bedeutet, dass jedes Ich das Recht hat, alles zu einer bestimmten Frage zu äußern, was ihm einfällt, ohne dass die anderen ihn kritisieren oder gar unterbrechen dürften. Alle werden gehört. Wenn Sie glauben, alles gehört zu haben, können Sie die Konferenz beenden und sich bei Ihrem inneren Team für seine Mithilfe bedanken. Kommen Sie dann mit der vollen Aufmerksamkeit zurück in den Raum oder an den Ort an dem Sie sich befinden, und nehmen Sie alles um sich herum bewusst wahr.

Besprechen Sie sich mit Ihrem inneren Team – fragen Sie es um Rat!

5.2.7 *Atemübung*

Durch unsere Atmung können wir Angst und körperliche Zustände, wie z. B. Herzrasen, beeinflussen.

Wenn wir sehr erregt sind oder Angst haben, wird unsere Atmung sehr flach und die Pulsfrequenz steigt bis hin zu unangenehmem Herzrasen. Das gehört zu unseren angeborenen, körperlichen Reaktionsmustern. Wenn wir uns bewusst auf unseren Atem konzentrieren und die Atmung versuchen zu normalisieren, hat dies oft auch einen Einfluss auf andere körperliche Reaktionen, z. B. auf die Herzfrequenz.

Atmen Sie konzentriert in den Bauch.

In Situationen hoher Erregung oder Angst atmen wir zumeist nur in den oberen Brustkorb. Versuchen Sie sich bei dieser Übung darauf zu konzentrieren, bis in den Bauch hinein zu atmen. Legen Sie Ihre Hand auf Ihren Bauch und spüren Sie, wie sich dieser beim Einatmen hebt und beim Ausatmen senkt.

Atmen Sie langsam durch die Nase ein und durch den Mund aus.

Atmen Sie durch die Nase tief ein und möglichst langsam und lang gezogen durch den geöffneten Mund wieder aus. Sie können ohne weiteres 30 – 60 Sekunden lang ausatmen, ohne dass nachteilige Folgen zu befürchten sind. Zwingen Sie sich jedoch nicht zu Höchstleistungen. Zählen Sie beim Einatmen z. B. bis 2, beim Ausatmen bis 3, 4 oder 5, um das für Sie optimale Verhältnis zwischen Ein- und Ausatmen herauszufinden. Stellen Sie sich auf Ihren individuellen Atemrhythmus ein und pendeln Sie ihn so ein, dass es angenehm für Sie ist. Nehmen Sie sich für diese Übung 10 Minuten Zeit. Wiederholen Sie sie in regelmäßigen Abständen, bis Sie eine beruhigende Wirkung verspüren.

Richtiges Atmen wirkt beruhigend!

Üben Sie das Atmen häufiger. Damit haben Sie ein gutes Werkzeug in der Hand, sich zu beruhigen, wenn Sie sehr aufgeregt sind oder wenn Sie Angst verspüren. Je besser Sie diese Übung beherrschen, desto schneller kann sie Ihnen dabei helfen, sich wieder zu beruhigen.

Manchmal rast unser Herz trotz ruhigen Atmens weiter. Das ist zunächst normal. Manchmal hilft es dann, beruhigend auf das Herz einzureden. Sie können dem Herzen laut oder leise sagen, dass es sich jetzt beruhigen kann, weil die Gefahr vorbei ist.

Sollte Ihr Herz sich nicht beruhigen, sprechen Sie beruhigend mit ihm.

Wie schon angesprochen, können die Übungen Nebenwirkungen haben. Sollten durch die Entspannung, die diese Übung auslöst, Intrusionen auftauchen, beenden Sie die Übung. Lassen Sie die unerwünschten Gefühle oder Gedanken einfach vorbeiziehen. Beruhigen Sie sich. Probieren Sie die Übung zu einem späteren Zeitpunkt, wenn Sie mehr innere Stabilität erreicht haben, nochmals aus.

Sollten bei dieser Übung unerwünschte Gefühle oder Gedanken auftauchen, verschieben Sie sie auf einen späteren Zeitpunkt.

5.2.8 Muskelentspannung

Während traumatischer Situationen wird unser Körper – wie schon erwähnt – in einen Alarmzustand versetzt. Die Muskulatur spannt sich z. B. an – wir sind bereit, zu kämpfen oder zu flüchten. Manchmal ist es so, dass die angespannten Muskelpartien lange nachdem das Ereignis vorüber ist, immer noch genauso angespannt sind, als seien wir inmitten der traumatischen Situation. Die Folge sind häufig mehr oder weniger starke Muskelschmerzen, für die keine körperlichen Ursachen gefunden werden können. Eine weitere mögliche Folge – wenn die Anspannung über lange Zeit nicht nachlässt – ist eine Verzerrung anatomischer Strukturen. Manchmal zieht der Schmerz dann bis hinauf in den Kopf – wir leiden unter quälenden Kopfschmerzen. Bei einer dauerhaft angespannten Muskulatur im Wirbelsäulenbereich kann nach einiger Zeit auch ein Bandscheibenvorfall die Folge sein. Diesen Schmerzen oder den beschriebenen Folgeschäden kann man jedoch vorbeugen.

Schmerzen sind manchmal eine Folge der durch die traumatische Erfahrung noch immer angespannten Muskulatur.

Die Voraussetzung für diese Übung ist – abgesehen von den möglicherweise noch bestehenden Traumafolgen – körperliche und seelische Gesundheit.

Eine Voraussetzung der folgenden Übung ist, dass Sie – abgesehen von den Traumafolgen, unter denen Sie vielleicht noch leiden – ansonsten körperlich und seelisch gesund sind. Sollten Sie – und darauf wurde schon hingewiesen – unter einer Asthmaerkrankung oder einer Herz-Rhythmusstörung leiden, fragen Sie erst Ihren Arzt, ob er Ihnen die Übung empfiehlt. Sollten Sie unter einer psychiatrischen Erkrankung leiden, empfiehlt es sich ebenfalls, vorher Rücksprache mit dem Arzt zu halten.

Entspannung ist nach Anspannung leichter herzustellen.

Bei der im Folgenden beschriebenen Übung können Sie sich mit der unterschiedlichen Empfindung einer maximal angespannten und einer entspannten Muskulatur vertraut machen. Die Übung beruht darauf, dass Entspannung nach maximaler Anspannung leichter herzustellen ist.

Die Anweisungen für diese Übung sind im Fachhandel auf CD erhältlich.

Lesen Sie sich die Übung zunächst einmal ganz durch, damit Sie wissen, um was es geht und damit Sie sich den Ablauf einprägen können. Manche Menschen sprechen sich die folgenden Anweisungen auf eine Kassette auf. Es gibt im Fachhandel aber auch fertige CDs, mit denen es sich gut üben lässt.

Machen Sie es sich bequem und sorgen Sie dafür, dass Sie nicht gestört werden.

Bevor Sie mit der Übung beginnen, sollten Sie sicherstellen, dass Sie nicht gestört werden, damit Sie wirklich entspannen können. Sie können die Übung im Sitzen oder im Liegen durchführen. Die Variante im Sitzen hat den Vorteil, dass Sie später, wenn Sie die Übung gut beherrschen, auch im Büro auf einem Schreibtischstuhl unauffällig durchgeführt werden kann. Daher wird die Übung hier in der sitzenden Variante beschrieben. Sorgen Sie zunächst dafür, dass Ihre Kleidungsstücke Sie nicht einengen und dass, sollten Sie einen Gürtel tragen, dieser nicht zu eng sitzt. Sie sollten es für diese Übung sehr bequem haben.

Atmen Sie tief und ruhig in den Bauch hinein.

Setzen Sie sich auf einen bequemen Stuhl mit Armlehnen. Setzen Sie sich aufrecht hin, sodass Ihr Kopf vom Oberkörper ohne Mühe getragen wird und lehnen Sie sich leicht an die Rückenlehne an. Lassen Sie die Schultern fallen. Die Unterarme ruhen auf den Stuhllehnen. Die Füße stehen fest auf dem Boden und tragen die Unterschenkel. Atmen Sie tief und ruhig durch. Atmen Sie möglichst in Ihren Bauch hinein. Um zu überprüfen, ob Sie wirklich in den Bauch atmen, können Sie eine Hand auf Ihren Bauch legen und gegen die Hand atmen.

Sie beginnen die Übung mit dem rechten Arm. Bereiten Sie sich darauf vor, die Muskulatur des gesamten Armes, von der Schulterpartie ausgehend bis in die Fingerspitzen, anzuspannen. Dies können Sie am besten erreichen, indem Sie die Hand zu einer Faust ballen, den Unterarm nach oben hin anwinkeln und die Muskeln des Oberarms anspannen.
Auf ein Zeichen hin, dass Sie sich selbst geben, spannen Sie die Muskulatur – wie beschrieben – für einige Sekunden an und atmen dabei tief ein. Halten Sie die Muskulatur für einige Sekunden angespannt. Sie können dabei bis 3, 4, 5, 6 oder 7 zählen. Danach atmen Sie langsam aus und entspannen Ihren Arm. Legen Sie Ihren Unterarm sanft auf der Stuhllehne ab und genießen Sie die Entspannung des Armes, während Sie ruhig in den Bauch ein- und ausatmen. Die Entspannung sollte mindestens 30 Sekunden betragen.

Beginnen Sie die Übung mit maximaler Anspannung des rechten Armes, um diesen dann tief zu entspannen.

Wiederholen Sie die Übung mit dem rechten Arm nach der ersten Entspannungsphase. Danach führen Sie die Muskelan- und -entspannung nach dem gleichen Schema mit dem linken Arm durch.
Arbeiten Sie sich auf diese Art und Weise durch Ihren Körper. Spannen und entspannen Sie nacheinander Ihre Nacken-, Schulter-, Brust-, Bauch-, Rücken-, Becken-, Po- und Beinmuskulatur.

Spannen und entspannen Sie Schritt für Schritt Ihren ganzen Körper.

Oftmals wissen wir gar nicht genau, wie wir bestimmte Muskelgruppen anspannen können. Daher an dieser Stelle ein paar Tipps dazu.

Die Brustmuskulatur anspannen?

Den vorderen Oberarm (Bizeps genannt) spannen wir an, indem wir eine Faust ballen und den Unterarm gegen die gespannte Muskulatur des Oberarms drücken.
Den hinteren Oberarm (Trizeps genannt) können wir anspannen, indem wir den Arm nach hinten ziehen und den Oberarm an der Seite anlegen. Wenn wir nun den Unterarm langsam nach hinten bewegen, ohne den Oberarm dabei zu bewegen, spüren wir die Anspannung in der hinteren Partie des Oberarms.
Wenn wir die Schultern hochziehen und den Kopf einziehen, spannen wir unsere Nacken- und Schultermuskulatur an.
Die Brustmuskulatur lässt sich gut spannen, indem wir die Hände vor der Brust aneinander legen und fest zusammendrücken. Wenn wir wissen, wie sich die Anspannung der Brustmuskulatur anfühlt, brauchen wir die Hände häufig gar nicht mehr dazu. Der Bauch lässt sich gut spannen, indem wir den Bauchnabel nach innen einziehen. Wenn wir die Arme anwinkeln und gegen unsere Seiten pressen, können wir unsere Rückenmuskulatur anspannen. Die Gesäßmuskulatur können wir spannen, indem wir die Pobacken zusammenkneifen. Die Beine schließlich lassen sich am besten anspannen, indem wir die Fußspitzen nach oben und gleichzeitig nach innen anziehen und die Oberschenkelmuskulatur fest anspannen.

Die Atmung ist auch bei dieser Übung wichtig!

Wichtig ist, dass Sie bei der Übung wie beschrieben atmen. Atmen Sie durch die Nase ein, während Sie die Muskulatur anspannen und halten sie den Atem dann für einige Sekunden (aber bitte nicht so lange, bis Sie blau anlaufen) und atmen Sie dann langsam und hörbar durch den geöffneten Mund wieder aus, während Sie die Muskeln entspannen.

Arbeiten Sie zunächst mit jeder Muskelgruppe zweimal hintereinander. Das dauert seine Zeit, aber das Ergebnis ist eine tiefe Entspannung des ganzen Körpers, die Sie nach der Übung genießen können. Häufig schläft man nach der Übung ein, weil die Entspannung nicht nur unseren Körper, sondern auch unseren Kopf erreicht. Daher eignet sich diese Übung für viele Menschen auch sehr gut, wenn sie unter Einschlafschwierigkeiten leiden.

Die Entspannungsübung ist auch hilfreich bei Einschlafschwierigkeiten.

Wenn Sie möchten, können Sie in den Phasen der Anspannung der verschiedenen Muskelgruppen auch eine Grimasse ziehen. Sollten Sie Wut oder Aggression verspüren, legen Sie diese in die Grimasse und in die Muskelanspannung hinein. Beim Entspannen und Ausatmen stellen Sie sich vor, wie Sie Ihre Wut mit ausatmen.

Während der Übung können auch Ängste und Aggressionen abgebaut werden.

Wenn Sie die Übung gut beherrschen und wissen, wie Sie die Muskulatur der einzelnen Muskelgruppen anspannen können, ist es auch möglich, die Übung als Kurzdurchgang durchzuführen. Sie spannen dazu einfach *alle* Muskelgruppen Ihres Körpers *gleichzeitig* an, halten die Spannung für maximal 7 Sekunden und entspannen danach.

Wenn Sie mit der Übung gut vertraut sind, können Sie sie im Kurzdurchgang durchführen.

Wie gesagt – manchmal kann man mit dieser Übung so tief entspannen, dass man fast oder ganz einschläft. Manchmal fällt man auch in einen Zustand, der einer leichten Trance ähnelt. Wenn Sie die Übung also im Büro durchführen sollten, geben Sie sich selbst nach der Übung das Signal »Wachwerden« und kommen Sie dann langsam, in dem Ihnen eigenen Tempo, wieder in den Raum zurück. Nehmen Sie dann alles um Sie herum bewusst wahr.
Natürlich sollten Sie auch sicherstellen, dass Sie möglichst nicht von einem hereinstürmenden Kollegen abrupt aus der Übung herausgerissen werden.

Holen Sie sich zum Beenden der Übung mit einem Signal wieder ins Hier und Jetzt zurück.

5.2.9 *Gepäck ablegen*

Manchmal ist Entspannung erst möglich, wenn man es sich erlauben kann, sein Gepäck einmal abzulegen.

Manchmal muss man es sich zunächst einmal erlauben können, das, was man mit sich herumschleppt, ablegen zu dürfen – wenn auch nur für kurze Zeit. Oftmals ist Entspannung vorher gar nicht möglich. Daher eignet sich die folgende Übung sehr gut, falls Sie zum jetzigen Zeitpunkt mit der Atem- oder der Entspannungsübung nicht so gut zurechtkommen sollten.

Erlauben Sie es sich in dieser Übung, Ihr Gepäck für einige Zeit abzulegen.

Stellen Sie sich vor, dass Sie auf einer langen Wanderschaft und mit viel Gepäck beladen sind. Auf dieser langen Wanderschaft gelangen Sie zu einem Hochplateau, also zu einer Gegend, die flach, aber doch in der Höhe liegt. Stellen Sie sich vor, dass dieser Ort sonnendurchflutet ist und Sie zum Ausruhen geradezu einlädt. Legen Sie Ihr Gepäck nun an den Rand des Hochplateaus. Und jetzt suchen Sie sich den schönsten Platz auf dem Plateau, um einige Momente ausruhen zu können. Spüren Sie die Sonne auf Ihrer Haut und spüren Sie, wie leicht Sie sich fühlen. Nehmen Sie die Geräusche, wie das Singen der Vögel, wahr. Riechen Sie den Duft der Bäume und der Blumen. Erfreuen Sie sich an den Farben des Waldes. Nach einer Weile fühlen Sie sich erfrischt, sodass Sie weitergehen können und wollen. Gehen Sie zu Ihrem Gepäck am Rande des Plateaus. Überlegen Sie nun, ob Sie wirklich alles noch brauchen, was Sie bis hierhin mitgeschleppt haben. Können Sie möglicherweise einen Teil hier lassen? Vielleicht gibt es Dinge, die Sie gar nicht mehr brauchen? Aber vielleicht ist es Ihnen auch lieber, alles wieder mitzunehmen. Setzen Sie dann mit dem Gepäck, das Sie brauchen, Ihre Wanderung fort.

Es ist ein großer Fortschritt, sich zwischendurch mal eine kleine Pause gönnen zu können.

Zum Beenden der Übung kommen Sie in Ihrem Tempo, mit Ihrer ganzen Aufmerksamkeit wieder zurück in den Raum oder an den Ort, an dem Sie sich gerade befinden.
Wenn Sie diese Übung machen, könnte es sein, dass Sie bemerken, dass Sie das, was Sie mit sich herumschleppen, zwar als Last empfinden, sich jedoch noch nicht davon befreien können.

Es ist nicht schlimm, wenn Sie sich nicht gleich von Ballast befreien können, den Sie eigentlich nicht mehr brauchen. Es ist nämlich schon ein großer Fortschritt, sich wenigstens zwischendurch eine kleine Pause gönnen zu können.

5.2.10. Achtsamkeit üben – Atmung spüren

Achtsamsein im alltäglichen Leben ist keine Selbstverständlichkeit. Vor allem mit uns selbst gehen wir oftmals sehr unachtsam um. Achtsamsein bedeutet aber, gegenwärtig zu sein. Und wer in der Gegenwart lebt, wird vom Vergangenen nicht so leicht erreicht. Achtsamkeit ist also ein Gegenmittel gegen Gedanken und Bilder und Gefühle, die eigentlich der Vergangenheit angehören. Somit ist Achtsamkeit ein wirksames Mittel gegen die quälenden Intrusionen.

Achtsamkeit ist ein gutes Gegenmittel gegen Intrusionen.

Bei der ersten Übung zur Achtsamkeit geht es um die Wahrnehmung des Körpers. Deshalb nehmen Sie für diese Übung zunächst eine angenehme Körperhaltung ein. Achten Sie darauf, dass Sie durch Kleidungsstücke wie Gürtel o. ä. nicht beengt werden. Sie können bei dieser Übung stehen, sitzen oder liegen, je nachdem, was Ihnen am liebsten oder gerade am besten möglich ist. Wenn Sie möchten, können Sie zunächst die Entspannungsübung durchführen, bevor Sie mit dieser Übung zur Achtsamkeit beginnen, es ist aber nicht zwingend notwendig, sich vorher tief zu entspannen.

Die Entspannungsübung lässt sich mit dieser Übung gut kombinieren.

Spüren Sie zu Beginn dieser Übung als erstes, dass Ihr Körper Kontakt mit dem Boden oder dem Stuhl oder der Unterlage hat, auf der Sie liegen. Spüren Sie einfach nur, dass Ihr Körper Kontakt hat und wo er Kontakt hat.

Unser Körper hat Kontakt zum Außen.

Wenn wir achtsam sind, nehmen wir Dinge wahr, die wir sonst gar nicht bemerken.

Nehmen Sie nun auch wahr, dass Ihr Körper atmet. Spüren Sie die Bewegungen der Atmung. Spüren Sie, wie Ihre Bauchdecke sich mit dem Ein- und Ausatmen bewegt. Wenn Sie sehr achtsam sind, können Sie wahrnehmen, dass Ihre Nasenflügel sich ebenfalls bewegen. Und Sie können den Luftstrom spüren, der beim Einatmen durch Ihre Nase und beim Ausatmen durch Ihren Mund fließt. Nehmen Sie alle Bewegungen Ihres Körpers beim Atmen für einige Momente ganz bewusst wahr.

Geduld: Achtsamkeit müssen wir erst wieder erlernen.

Beenden Sie die Übung, indem Sie wieder bewusst wahrnehmen, dass Ihr Körper Kontakt hat und spüren Sie, wo er Kontakt mit etwas hat. Nehmen Sie Ihre Körpergrenzen wahr. Kehren Sie dann mit aller Aufmerksamkeit bewusst in den Raum oder an den Ort zurück, an dem Sie sich befinden und nehmen Sie alles um sich herum bewusst wahr.
Zumeist gelingt es nicht gleich beim ersten Mal, die ganze Zeit über achtsam zu sein. Das gelingt kaum jemandem. Aber wenn Sie sich für einige Momente auf etwas konzentrieren, wie z. B. auf die Wahrnehmung ihres Körpers, werden Sie sich beruhigen und entspannen und zwar genau soweit, wie Ihr Körper das im Moment zulassen kann.

Unser Körper dankt es uns, wenn wir uns achtsam um ihn kümmern.

Unser Körper dankt es uns, wenn wir uns achtsam um ihn kümmern. Während wir uns um unser Auto und unsere Waschmaschine kümmern und diese Gegenstände warten und pflegen, erwarten wir von unserem Körper zumeist einfach, dass er funktionieren möge, ohne dass wir etwas dafür tun müssten. Daher ist die folgende Achtsamkeitsübung auch unserem Körper gewidmet.

5.2.11 Achtsamkeitsübung – Körperübung

Bei dieser Übung geht es darum, sich bewusst zu machen, welche Freuden wir unserem Körper verdanken. Diese Übung stammt ursprünglich von Luise Reddemann, ist hier jedoch etwas abgewandelt wiedergegeben.

Wir verdanken unserem Körper Freuden, derer wir uns zumeist nicht bewusst sind.

Gehen Sie zunächst mit Ihrer Aufmerksamkeit in Ihren Kopf. Überlegen Sie sich, welche Teile des Kopfes Ihnen in irgendeiner Form Freude bereiten. Welche Freuden bereiten Ihnen Ihre Ohren, Ihre Augen, Ihre Nase? Bereiten Sie Ihnen alltägliche Freuden, die Sie schon lange nicht mehr bewusst bemerkt haben, wie den Genuss einer Speise, das Hören Ihrer Lieblingsmusik, das Riechen von Blumenduft oder das Betrachten einer schönen Landschaft oder eines Kunstwerks? Stellen Sie sich die einzelnen Freuden so konkret wie möglich vor: Riechen Sie den betörenden Blumenduft, hören Sie einen Teil Ihres Lieblingsliedes, stellen Sie sich den Geschmack Ihrer Lieblingsspeise vor und erinnern Sie sich an Dinge, die Sie gern betrachten und holen Sie sich den Anblick in Ihr Bewusstsein.

Gehen Sie in Gedanken durch Ihren Körper und machen Sie sich bewusst, welche Freuden Sie den einzelnen Körperteilen verdanken. Welche Freuden verdanken Sie Ihren Händen? Vielleicht die, Menschen berühren zu können oder bestimmte Gegenstände, die sich gut anfühlen. Welche Freuden verdanken Sie Ihren Beinen? Vielleicht verdanken Sie Ihnen die Freude, spazieren gehen zu können oder tanzen oder joggen oder Fahrradfahren zu können?

Machen Sie sich bewusst, was Sie Ihrem Körper und Ihren Sinnesorganen verdanken!

Wenn Sie möchten, können Sie sich nach der bewussten Wahrnehmung der Freuden, die Ihnen Ihr Körper bereitet, bei ihm für diese Freuden bedanken, Sie müssen das aber natürlich nicht.

Die Achtsamkeitsübungen haben einen schönen Nebeneffekt: Sie entspannen.

Wenn Sie das Gefühl haben, alle Körperteile gefunden und gespürt zu haben, welche Freude Sie Ihnen jeweils bereiten können, kommen Sie bitte mit der vollen Aufmerksamkeit zurück in den Raum oder an den Ort, an dem Sie sich befinden. Nehmen Sie alles um sich herum bewusst wahr.

Die Achtsamkeitsübungen haben den Vorteil, dass Sie – quasi ganz nebenbei – auch entspannen. Dadurch, dass Sie Ihre Aufmerksamkeit auf anderes lenken, sind Sie nicht mehr auf die belastenden Dinge, die Ihnen sonst durch den Kopf gehen, konzentriert. Das heißt, dass der Körper und die Seele entspannen können.

5.2.12 Der innere Beobachter

Diese Übung ist eine Alternative zu den Achtsamkeitsübungen.

Die vorgestellten Achtsamkeitsübungen setzen voraus, dass wir beobachten können. Beobachtung seiner selbst kann in der Stabilisierungsphase helfen, sich zunächst ein Stück weit von der traumatischen Erfahrung zu distanzieren. Die folgende Übung kann auch alternativ zu den Achtsamkeitsübungen durchgeführt werden.

Unsere Fähigkeit, beobachten zu können, zeigt, dass wir Gefühlen und Gedanken nicht hilflos ausgeliefert sind.

Machen Sie sich bewusst, dass Sie ohne die Fähigkeit, beobachten zu können, nicht hätten wahrnehmen können, dass ihr Körper Kontakt mit dem Außen hat oder dass er sich entsprechend dem Ein- und Ausatmen bewegt. Nutzen Sie jetzt Ihre Gabe, beobachten zu können ganz bewusst, indem Sie achtsam durch Ihren Körper wandern. Und zwar vom Scheitel bis zur Sohle. Nehmen Sie wahr, wo es in Ihrem Körper Schmerzen oder Verspannungen gibt. Nehmen Sie sich dafür einige Minuten Zeit. Machen Sie sich zwischendurch immer wieder klar: Ich kann meinen Körper beobachten, also bin ich mehr als mein Körper. Beobachten Sie auch, wie es auf Sie wirkt, wenn Sie Ihre Fähigkeit, beobachten zu können, in dieser Form nutzen.

Konzentrieren Sie sich nun einige Minuten darauf, zu beobachten, was Sie denken. Vielleicht stellen Sie fest, dass Sie nun, da Sie Ihre Gedanken beobachten wollen, gar nichts denken, dass Ihr Kopf wie leergefegt ist. Nach kurzer Zeit werden Sie aber wieder anfangen zu denken. Sie können Ihre Gedanken auch ordnen. Sie können die Gedanken im Hinblick darauf unterscheiden, ob sie sich auf die Vergangenheit, die Gegenwart oder die Zukunft beziehen. Wenn Sie diese Übung öfter machen, werden Sie so entdecken, worüber Sie viel nachdenken. Vorrangig geht es jedoch darum, dass Sie sich Ihre Fähigkeit, beobachten zu können, bewusst machen.
Machen Sie sich also bitte bewusst, dass Sie Ihre Gedanken beobachten können. Das bedeutet nämlich, dass Sie mehr sind, als Ihre Gedanken.

Wir sind mehr als unsere Gedanken.

Beobachten Sie nun Ihre Stimmung. Ist sie so wie zu Beginn dieser Übung oder hat sie sich verändert? Machen Sie sich bewusst, dass Sie Ihre Stimmung beobachten können. Und wiederum: Wenn Sie Ihre Stimmung beobachten können, sind Sie mehr als Ihre Stimmung.

Wir sind mehr als unsere Stimmungen.

Nun lassen Sie sich ein paar Minuten Zeit, Ihre Gefühle zu beobachten. Wie fühlen Sie sich? Und wieder: Wenn Sie Ihre Gefühle beobachten können, sind Sie mehr als Ihre Gefühle.

Wir sind mehr als unsere Gefühle.

Zum Schluss machen Sie sich klar, dass Sie auch beobachten können, dass Sie beobachten. Sie haben also einen inneren Beobachter, der wahrnimmt, was ist. Und diese Fähigkeit können Sie sich zu Nutze machen. Wenn Sie sich verwickelt fühlen, können Sie sich auf diesen inneren Beobachter zurückziehen. Dadurch bekommen Sie Distanz, wenn Sie das möchten.
Bitte kommen Sie zum Beenden der Übung mit Ihrer vollen Aufmerksamkeit zurück in den Raum oder an den Ort, an dem Sie sich befinden und nehmen Sie alles um sich herum bewusst wahr.

Wir können uns beim Beobachten selbst beobachten. Das schafft Distanz!

Diese Übung kann auch verkürzt angewandt werden.

Da diese Übung sehr lang ist, können Sie auch einzelne Teile daraus verwenden und z. B. nur Ihre Gefühle beobachten. Achten Sie aber insbesondere zu Beginn darauf, dass Sie sich negativen Gefühlen sehr langsam nähern und wahren Sie die entsprechende innere Distanz.

5.2.13 Sinnlosigkeitsübung

An Nichts zu denken befreit für einige Zeit von Intrusionen und entspannt.

Insbesondere intrusive Gedanken sind sehr quälend und wir wünschen uns nichts mehr, als dass diese Gedanken aufhören mögen. Wie schon beschrieben, lassen sie sich aber nicht einfach wegschieben. Im Gegenteil: Der Versuch, diese Gedanken mit Macht und Gewalt wegzuschieben, führt oft dazu, dass diese Gedanken noch mehr Raum beanspruchen. Wir können aber versuchen, automatische Gedankenströme zu unterbrechen oder uns von intrusiven Gedanken für eine Zeit lang zu befreien, indem wir an Nichts denken. An Nichts zu denken, ist eine schwierige Aufgabe, obwohl wir uns das doch manchmal auch im alltäglichen Leben dringend wünschen, weil es uns entlasten würde. Eine Möglichkeit, Nichts zu denken, was uns an etwas Sinnvolles erinnert, ist die Sinnlosigkeitsübung.

Konstruieren Sie Sinnloses.

Konstruieren Sie sich dazu selbst ein sinnloses Wort. Damit es einen einprägsamen Rhythmus bekommt sollte es dreisilbig sein. Wenn Ihnen kein sinnloses Wort einfällt, schlagen Sie ein Fremdwörterlexikon auf und nehmen Sie ein beliebiges dreisilbiges Wort und vertauschen oder ersetzen Sie einfach die Vokale. Lasagne z. B. kann dadurch so verändert werden, dass das Wort keine Bedeutung mehr hat: Man kann einfach Lisogna daraus machen. Das Wort ist sinnlos und dennoch klangvoll.

Konzentrieren Sie sich auf Sinnloses.

Machen Sie die Entspannungsübung und sprechen Sie während der Übung immer wieder dieses sinnlose Wort. Atmen Sie auf die erste Silbe ein und auf die beiden folgenden Silben aus. So können Sie die schwierige Aufgabe lösen, aktiv an nichts Bestimmtes zu denken.

Kommen Sie zum Beenden der Übung mit aller Aufmerksamkeit in den Raum oder an den Ort zurück, in dem Sie sich befinden, und nehmen Sie bewusst wahr, was Sie sehen, hören, spüren und riechen.

5.2.14 Tresorübung

Die Tresorübung ermöglicht es, Gedanken oder Bilder, die sehr belastend sind, zunächst einmal wegzuschließen. Die intrusiven Bilder werden also nicht mit Macht und Gewalt weggeschoben, was ja dazu führen würde, dass Sie sich uns wiederum mit Macht und Gewalt aufdrängen, sondern Sie werden für eine Zeit aufgehoben.

Mithilfe der Tresorübung können wir intrusive Gedanken oder Bilder zunächst wegschließen.

Stellen Sie sich einen Tresor vor, in den Sie alles, was Sie belastet, und womit Sie im Moment nicht fertig werden, hineinlegen können. Sie können sich Bilder z. B. als Fotografie vorstellen. Wenn Sie immer wieder Sequenzen, wie in einem Film, vor sich ablaufen sehen, können Sie sich vorstellen, dass Sie eine Filmspule haben, die Sie in den Tresor hineinlegen. Manchmal reicht ein Tresor nicht, dann nimmt man eben mehrere. Oder man stellt sich Schließfächer wie in einer Bank oder einem Bahnhof vor. Banken haben z. B. sehr viele Schließfächer. Es ist anzunehmen, dass Sie ausreichen, um das belastende »Material« dort erst mal zu hinterlegen.

Legen Sie die intrusiven Bilder in Form von Fotos in einen Tresor.

Manchmal gelingt es nicht sofort und natürlich auch nicht dauerhaft, die Dinge in den Tresor zu packen. Dann muss man die Übung wiederholen. Zunächst kann es eine große Entlastung sein, wenn man das Belastende für eine Weile weggeschlossen hat. Deshalb lohnt es sich, diese Übung häufiger auszuprobieren. Die Möglichkeit, uns für einige Zeit von den

Es kann eine große Entlastung sein, sich zunächst – wenn auch nur für kurze Zeit – von den Intrusionen zu befreien.

Intrusionen zu befreien, gibt uns auch das Gefühl, dass wir etwas dagegen tun können. Das gibt uns Kontrolle zurück.

5.2.15 Bildschirmübung

Diese Übung ist hilfreich im Umgang mit überwältigenden Gefühlen.

Die Bildschirmübung ist eine gute Möglichkeit, mit überwältigenden Gefühlen umzugehen. Wenden Sie diese Übung an, wenn Sie gelernt haben, sich zu entspannen, und wenn Sie sich seelisch stabiler fühlen. Am besten ist es, wenn Sie die Übung des *»Inneren Beobachters«* schon gut beherrschen und damit gelernt haben, sich von Ihren Gefühlen zumindest zeitweise zu distanzieren.

Stellen Sie sich vor, Sie hätten einen Bildschirm vor sich.

Setzen Sie sich für diese Übung entspannt hin und schließen Sie die Augen. Stellen Sie sich jetzt vor Ihrem geistigen Auge den Bildschirm eines Fernsehgerätes vor. Stellen Sie sich weiterhin vor, dass Sie die Fernbedienung für das Gerät in der Hand haben. Mit dieser Fernbedienung können Sie das Gerät unter anderem ein- und ausschalten. Schalten Sie den Fernseher nun ein. Der Bildschirm ist zunächst leer. Das Gerät ist jedoch mit einem Videorecorder verbunden, auf dem eine noch unbespielte Kassette mitläuft. Was auf dem Bildschirm erscheint, wird automatisch aufgenommen.

Erinnern Sie sich Ihres inneren Beobachters.

Denken Sie nun bitte an das belastende Erlebnis zurück. Gehen Sie bitte nicht zu *tief* in die Gefühle hinein, falls diese hochkommen sollten, wenn Sie an das Ereignis denken. Versuchen Sie zunächst, die Gefühle aus der Distanz heraus zu beobachten. Erinnern Sie sich an Ihren »Inneren Beobachter«.

Geben Sie Ihren Gefühlen Formen und Farben – übersetzen Sie sie in Bilder.

Betrachten Sie Ihre Gefühle, beobachten Sie sie genau. Überlegen Sie sich, welche Form die Gefühle hätten, wenn sie eine hätten. Und welche Farben hätten sie? Verlagern Sie die jeweiligen Bilder der Gefühle auf den Bildschirm und betrachten Sie sie dort für eine Weile.

Richten Sie dann Ihre Aufmerksamkeit auf den Rand des Bildes. Schauen Sie nicht mehr auf das Bild, sondern nur noch auf den Rand. Nach einiger Zeit werden Sie bemerken, wie das Bild vom Rand her schrumpft und immer kleiner wird, bis es nur noch ein ganz kleines Bildchen in der Mitte ist.

Sorgen Sie dafür, dass die Bilder kleiner werden.

Drücken Sie jetzt energisch auf die Abschalttaste Ihrer Fernbedienung. Das kleine Bildchen verschwindet nun ganz. Es ist aber auf der Videokassette aufgezeichnet worden. Nehmen Sie die Kassette vor Ihrem geistigen Auge aus dem Videorecorder heraus und verschließen Sie sie in einem Tresor. Heben Sie den Schlüssel sorgfältig auf.

Nehmen Sie die veränderten Bilder auf einer Videokassette auf und verschließen Sie diese in einem Tresor.

Kommen Sie zum Beenden der Übung mit aller Aufmerksamkeit in den Raum oder an den Ort zurück, in dem Sie sich befinden und nehmen Sie bewusst wahr, was Sie sehen, hören, spüren und riechen.

5.2.16 Regler-Übung

Eine Alternative zur Bildschirmübung zum Umgang mit überwältigenden Gefühlen ist, die Gefühle herunter zu regeln. Auch für diese Übung sollten Sie mit Ihrem inneren Beobachter gut vertraut sein.

Diese Übung ist eine Alternative zur Bildschirmübung.

Stellen Sie sich einen Regler vor, wie z. B. Heizungen ihn haben. Schätzen Sie ein, bei welcher Einstellung sich Ihr Gefühl gerade befindet, und dann versuchen Sie, die Intensität etwas herunterzuregeln. Stellen Sie sich bildhaft vor, wie Sie den Regler betätigen und bewegen Sie ihn langsam nach links. Spüren Sie, wie die Intensität der Gefühle nachlässt.

Regeln Sie negative Gefühle herunter und positive hoch.

Wenn Sie bestimmte Gefühle, die Sie gern empfinden würden, gar nicht oder zu wenig spüren können, gehen Sie umgekehrt vor. Regeln Sie den Knopf etwas hoch, indem Sie ihn nach rechts drehen und spüren Sie, was passiert.

5.2.17 Gefühlen eine Gestalt geben

Geben Sie Ihren Gefühlen eine Gestalt – das schafft innere Distanz.

Eine weitere Möglichkeit zum Umgang mit intrusiven Gefühlen ist, diesen eine bestimmte Gestalt zu geben.
Versuchen Sie einmal, einem Gefühl eine Gestalt zu geben. Zum Beispiel dem Gefühl der Traurigkeit. Wie würde das Gefühl aussehen, wenn es eine Gestalt hätte? Welche Gestalt hat Angst oder Fröhlichkeit oder Liebe? Stellen Sie sich die entsprechenden Gestalten vor – lassen Sie sie lebendig werden. Der Vorteil daran, Gefühlen eine Gestalt zu geben, liegt darin, dass wir uns dann automatisch ein Stück weit von Ihnen distanzieren können.

Verweisen Sie die gestaltgewordenen Gefühle in den Raum, den Sie ihnen zugestehen.

Sie können sich nun ein Haus vorstellen, in dem jedes der Zimmer der Wohnort eines Gefühls ist. Wenn die verschiedenen Gefühle eine Gestalt bekommen haben, so kann man die Gefühle in ihr Zimmer verweisen. Dann beherrschen nicht mehr Ihre Gefühle Sie, sondern Sie beherrschen Ihre Gefühle.

5.2.18 Gegenbilder aufbauen

Positive Gegenbilder sind hilfreich.

Manchmal ist es auch hilfreich, Gegenbilder zu den traumatischen Schreckensbildern aufzubauen. Ein Gegenbild kann ein sonnenüberflutetes Herbstfeld oder ein schneebedeckter Berg oder eine Frühlingswiese sein. Wichtig ist es, ein Bild zu finden, das für uns mit schönen Gefühlen verbunden ist.

Pendeln Sie zwischen den angenehmen und den intrusiven Bildern hin und her.

Wenn ein solches Bild gefunden wurde, kann man versuchen, zwischen den schönen, angenehmen und den intrusiven Bildern hin und her zu pendeln. Damit wird das Schreckensbild nicht krampfhaft unterdrückt, sondern es wird nur ausgeblendet.

Das Positive am Aufbau von Gegenbildern ist, dass wir die intrusiven Bilder damit zum Teil kontrollieren können. Wir sind Ihnen nicht mehr ganz so hilflos ausgeliefert und das fühlt sich gut an.

Meist dauert es eine Zeit, bis es einem gelingt, zwischen den Bildern hin und her zu pendeln. Das ist normal. Seien Sie nicht enttäuscht, wenn es Ihnen nicht sofort gelingt, und denken Sie dann zunächst lieber an den Vergleich mit dem vorbeifahrenden Zug. Mit der Zeit wird es Ihnen besser gelingen, zwischen den Bildern hin und her zu pendeln und vielleicht auch länger bei dem positiven Bild zu bleiben.

Auch hier gilt: Es ist noch kein Meister vom Himmel gefallen.

Die innere Welt von Menschen, die eine traumatische Situation bisher noch nicht verarbeitet haben, ist oftmals eine Welt der Schrecken. Schreckliche Bilder, schreckliche Gedanken, das Gefühl von Angst, Hilflosigkeit und Ohnmacht herrschen vor. Die Intrusionen drohen, den ohnehin schon traumatisierten Menschen immer wieder aufs Neue zu traumatisieren.
Es ist einen Versuch wert, dieser schrecklichen inneren Welt eine andere – eine schöne innere Gegenwelt mit angenehmen Bildern – entgegenzustellen.

Es ist einen Versuch wert, den Schreckensbildern positive Bilder gegenüberzustellen.

5.3 *Nachtrag zu den vorgeschlagenen Übungen*

Nun haben Sie die Übungen gelesen und fragen sich vielleicht, ob Sie sich auf derartige *Merk-würdigkeiten* wohl einlassen sollten. Vielleicht erscheint Ihnen das alles noch *ver-rückter*, als die Symptome, unter denen Sie möglicherweise leiden oder die Sie an anderen beobachten: Bildschirme, die gar nicht existieren, zu erfinden – Lichtströme durch den Körper fließen zu lassen – mit vergangenen und zukünftigen Ichs zu diskutieren...? Ich weiß, das klingt alles sehr *merk-würdig* – jedenfalls so lange, bis man es selbst ausprobiert hat. Ehrlich gesagt – mir ging es nicht anders, bis ich am eigenen Leib und an eigener Seele erfuhr, dass die Übungen sehr hilfreich sein können. Dennoch schätze ich Ihre gesunde Skepsis, falls sich diese nun breit macht. Andererseits: Was verlieren Sie, wenn Sie das eine oder andere ausprobieren?

Soll ich mich auf diese *merk-würdigen* Übungen wirklich einlassen?

6 *Anhang: Tabellen*

Tabelle 6.1: Ernährung nach traumatischen Erlebnissen – was braucht der Körper jetzt?

Gut für Körper und Seele	*Nicht gut für Körper und Seele*
Kartoffeln	Fleisch
Reis	Frittierte Lebensmittel
Gemüse, Obst, Salat	Wurst
Fisch; aber nur: Krebs Kabeljau Schellfisch Barsch Zander (da fettarm)	Fisch mit viel Fettanteil, z. B. Aal etc.
Honig/Rohrzucker	Raffinierter Zucker Süßigkeiten, wie sie an der Tankstelle und im Supermarkt im Kassenbereich angeboten werden
Kaltgepresstes Olivenöl, Rapsöl, Sojaöl	Weitere Öle unbekannter Herkunft
Kräutertees	Kaffee
Schwarzer Tee; Ziehzeit über drei Minuten	Nikotin

Tabelle 6.2: Entgifter – Was brauchen Körper und Seele jetzt, um sich selbst zu helfen?

Vitamin C	*Vitamin E*	*Selen*
Erdbeeren	Weizenkeimöl	Kokosnuss
Zitronen	Haselnüsse	Steinpilze
Orangen	Sonnenblumenkerne	Weizenkeime
Rote Paprika		Sojabohnen
Brokkoli		Vollkornbrot
Sanddorn		Kohlrabi
Schwarze Johannisbeeren		
Rosenkohl		
Kiwi		

Tabelle 6.3: Vorschlag eines Wochenplans für die ersten 14 Tage nach dem Erlebnis des Unfassbaren

1. Woche	**Montag**
8.00 Uhr	Aufwachen, Muskelentspannungsübung
8.30 Uhr	ausgiebiges Frühstück mit basischen Lebensmitteln
9.30 Uhr	erfrischende Dusche oder wohltuendes Bad
10.00 Uhr	Ankleiden – Fertigmachen für den Tag
10.30 Uhr	Spaziergang an der frischen Luft
11.30 Uhr	Ausruhen
12.00 Uhr	Zubereitung des Mittagessens mit basischen Lebensmitteln
13.00 Uhr	Mittagessen
14.00 Uhr	erholsamer Mittagsschlaf
15.00 Uhr	Übung »Innerer Garten«
15.30 Uhr	im Trauma-Ratgeber lesen
16.00 Uhr	Sport – Joggen oder Walken
17.00 Uhr	Atemübung
17.30 Uhr	erfrischende Dusche oder entspannendes Bad
18.00 Uhr	Notfallkoffer packen
18.30 Uhr	Zubereitung des Abendessens mit basischen Lebensmitteln
19.00 Uhr	Abendessen
20.00 Uhr	Lieblingsvideo oder DVD ansehen
22.00 Uhr	zur Ruhe begeben, Entspannungsübung zum Einschlafen

Tabelle 6.3: Fortsetzung

1. Woche	**Dienstag**
8.00 Uhr	Aufwachen, Muskelentspannungsübung
8.30 Uhr	ausgiebiges Frühstück mit basischen Lebensmitteln
9.30 Uhr	erfrischende Dusche oder wohltuendes Bad
10.00 Uhr	Ankleiden – Fertigmachen für den Tag
10.30 Uhr	Spaziergang und Einkauf im Bioladen
11.30 Uhr	Ausruhen – vielleicht im Kochbuch lesen
12.00 Uhr	Zubereitung des Mittagessens mit basischen Lebensmitteln
13.00 Uhr	Mittagessen
14.00 Uhr	erholsamer Mittagsschlaf
15.00 Uhr	»Freudebiographie erstellen«
15.30 Uhr	Lieblingstee trinken
16.00 Uhr	Sport – Joggen oder Walken
17.00 Uhr	»Freudebiographie erstellen«
17.30 Uhr	erfrischende Dusche oder entspannendes Bad
18.00 Uhr	Liste mit eigenen Fähigkeiten erstellen
18.30 Uhr	Zubereitung des Abendessens mit basischen Lebensmitteln
19.00 Uhr	Abendessen
20.00 Uhr	im Ratgeber lesen und Duftlampe entzünden
22.00 Uhr	zur Ruhe begeben, Entspannungsübung zum Einschlafen

Tabelle 6.3: Fortsetzung

1. Woche	**Mittwoch**
8.00 Uhr	Aufwachen, Muskelentspannungsübung
8.30 Uhr	ausgiebiges Frühstück mit basischen Lebensmitteln
9.30 Uhr	erfrischende Dusche oder wohltuendes Bad
10.00 Uhr	Ankleiden – Fertigmachen für den Tag
10.30 Uhr	Spaziergang an der frischen Luft
11.30 Uhr	Ausruhen
12.00 Uhr	Zubereitung des Mittagessens mit basischen Lebensmitteln
13.00 Uhr	Mittagessen
14.00 Uhr	erholsamer Mittagsschlaf
15.00 Uhr	Übung »Achtsamkeit«
15.30 Uhr	im Trauma-Ratgeber lesen
16.00 Uhr	Sport – Joggen oder Walken
17.00 Uhr	Atemübung
17.30 Uhr	erfrischende Dusche oder entspannendes Bad
18.00 Uhr	Liste von Menschen, die helfen können, anlegen
18.30 Uhr	Zubereitung des Abendessens mit basischen Lebensmitteln
19.00 Uhr	Abendessen
20.00 Uhr	einem Hobby nachgehen; Basteln, Zeitschrift lesen etc.
22.00 Uhr	zur Ruhe begeben, Entspannungsübung zum Einschlafen

Tabelle 6.3: Fortsetzung

1. Woche	**Donnerstag**
8.00 Uhr	Aufwachen, Muskelentspannungsübung
8.30 Uhr	ausgiebiges Frühstück mit basischen Lebensmitteln
9.30 Uhr	erfrischende Dusche oder wohltuendes Bad
10.00 Uhr	Ankleiden – Fertigmachen für den Tag
10.30 Uhr	Spaziergang und Einkauf im Bioladen
11.30 Uhr	Ausruhen – vielleicht im Kochbuch lesen
12.00 Uhr	Zubereitung des Mittagessens mit basischen Lebensmitteln
13.00 Uhr	Mittagessen
14.00 Uhr	erholsamer Mittagsschlaf
15.00 Uhr	Baumübung
15.30 Uhr	Musik hören und entspannen
16.00 Uhr	Sport – Joggen oder Walken
17.00 Uhr	Übung »Innerer Beobachter«
17.30 Uhr	erfrischende Dusche oder entspannendes Bad
18.00 Uhr	wohltuende Körperpflege
18.30 Uhr	Zubereitung des Abendessens mit basischen Lebensmitteln
19.00 Uhr	Abendessen
20.00 Uhr	im Ratgeber lesen und Duftlampe entzünden
22.00 Uhr	zur Ruhe begeben, Entspannungsübung zum Einschlafen

Tabelle 6.3: Fortsetzung

1. Woche	**Freitag**
8.00 Uhr	Aufwachen, Muskelentspannungsübung
8.30 Uhr	ausgiebiges Frühstück mit basischen Lebensmitteln
9.30 Uhr	erfrischende Dusche oder wohltuendes Bad
10.00 Uhr	Ankleiden – Fertigmachen für den Tag
10.30 Uhr	Spaziergang an der frischen Luft
11.30 Uhr	Ausruhen
12.00 Uhr	Zubereitung des Mittagessens mit basischen Lebensmitteln
13.00 Uhr	Mittagessen
14.00 Uhr	erholsamer Mittagsschlaf
15.00 Uhr	Übung »Innerer Beobachter«
15.30 Uhr	Buch lesen
16.00 Uhr	Sport – Joggen oder Walken
17.00 Uhr	Übung »Achtsamkeit«
17.30 Uhr	erfrischende Dusche oder entspannendes Bad
18.00 Uhr	Lichtstromübung
18.30 Uhr	Zubereitung des Abendessens mit basischen Lebensmitteln
19.00 Uhr	Abendessen
20.00 Uhr	erholsamen Abendspaziergang unternehmen
22.00 Uhr	zur Ruhe begeben, Entspannungsübung zum Einschlafen

Tabelle 6.3: Fortsetzung

1. Woche	**Samstag**
8.00 Uhr	Aufwachen, Muskelentspannungsübung
8.30 Uhr	ausgiebiges Frühstück mit basischen Lebensmitteln
9.30 Uhr	erfrischende Dusche oder wohltuendes Bad
10.00 Uhr	Ankleiden – Fertigmachen für den Tag
10.30 Uhr	Spaziergang und Einkauf im Reformhaus oder in der Apotheke
11.30 Uhr	Ausruhen
12.00 Uhr	Zubereitung des Mittagessens mit basischen Lebensmitteln
13.00 Uhr	Mittagessen
14.00 Uhr	erholsamer Mittagsschlaf
15.00 Uhr	Atemübung
15.30 Uhr	Buch lesen
16.00 Uhr	Sport – Joggen oder Walken
17.00 Uhr	Atemübung
17.30 Uhr	erfrischende Dusche oder entspannendes Bad
18.00 Uhr	Liste eigener Erfolge anlegen
18.30 Uhr	Zubereitung des Abendessens mit basischen Lebensmitteln
19.00 Uhr	Abendessen
20.00 Uhr	Buch lesen
22.00 Uhr	zur Ruhe begeben, Entspannungsübung zum Einschlafen

Tabelle 6.3: Fortsetzung

1. Woche	**Sonntag**
8.00 Uhr	Aufwachen, Muskelentspannungsübung
8.30 Uhr	ausgiebiges Frühstück mit basischen Lebensmitteln
9.30 Uhr	erfrischende Dusche oder wohltuendes Bad
10.00 Uhr	Ankleiden – Fertigmachen für den Tag
10.30 Uhr	Spaziergang an der frischen Luft
11.30 Uhr	Ausruhen
12.00 Uhr	Zubereitung des Mittagessens mit basischen Lebensmitteln
13.00 Uhr	Mittagessen
14.00 Uhr	erholsamer Mittagsschlaf
15.00 Uhr	Übung »Innerer Sicherer Ort«
15.30 Uhr	Lieblingstee trinken
16.00 Uhr	Sport – Joggen oder Walken
17.00 Uhr	Baumübung
17.30 Uhr	erfrischende Dusche oder entspannendes Bad
18.00 Uhr	wohltuende Körperpflege
18.30 Uhr	Zubereitung des Abendessens mit basischen Lebensmitteln
19.00 Uhr	Abendessen
20.00 Uhr	Treffen mit gutem/r Freund/in
22.00 Uhr	zur Ruhe begeben, Entspannungsübung zum Einschlafen

Tabelle 6.3: Fortsetzung

2. Woche	**Montag**
8.00 Uhr	Aufwachen, Muskelentspannungsübung
8.30 Uhr	ausgiebiges Frühstück mit basischen Lebensmitteln
9.30 Uhr	erfrischende Dusche oder wohltuendes Bad
10.00 Uhr	Ankleiden – Fertigmachen für den Tag
10.30 Uhr	Spaziergang und Entspanungs-CD besorgen
11.30 Uhr	Ausruhen – vielleicht im Kochbuch lesen
12.00 Uhr	Zubereitung des Mittagessens mit basischen Lebensmitteln
13.00 Uhr	Mittagessen
14.00 Uhr	erholsamer Mittagsschlaf
15.00 Uhr	»Freudebiographie erstellen« vervollständigen
15.30 Uhr	Lieblingstee trinken
16.00 Uhr	Sport – Joggen oder Walken
17.00 Uhr	Übung »Innerer sicherer Ort«
17.30 Uhr	erfrischende Dusche oder entspannendes Bad
18.00 Uhr	wohltuende Körperpflege
18.30 Uhr	Zubereitung des Abendessens
19.00 Uhr	Abendessen
20.00 Uhr	Buch lesen und/oder Musik hören
22.00 Uhr	zur Ruhe begeben, Entspannungsübung zum Einschlafen

Tabelle 6.3: Fortsetzung

2. Woche	**Dienstag**
8.00 Uhr	Aufwachen, Muskelentspannungsübung
8.30 Uhr	ausgiebiges Frühstück mit basischen Lebensmitteln
9.30 Uhr	erfrischende Dusche oder wohltuendes Bad
10.00 Uhr	Ankleiden – Fertigmachen für den Tag
10.30 Uhr	Spaziergang an der frischen Luft
11.30 Uhr	Ausruhen – vielleicht im Kochbuch lesen
12.00 Uhr	Zubereitung des Mittagessens mit basischen Lebensmitteln
13.00 Uhr	Mittagessen
14.00 Uhr	erholsamer Mittagsschlaf
15.00 Uhr	Übung »Innerer Garten«
15.30 Uhr	Buch lesen
16.00 Uhr	Sport – Joggen oder Walken
17.00 Uhr	Übung »Freudebiographie erstellen« vervollständigen
17.30 Uhr	erfrischende Dusche oder entspannendes Bad
18.00 Uhr	im Ratgeber lesen
18.30 Uhr	Zubereitung des Abendessens mit Freunden
19.00 Uhr	Abendessen mit Freunden und Miteinander reden
22.00 Uhr	zur Ruhe begeben, Entspannungsübung zum Einschlafen

Tabelle 6.3: Fortsetzung

2. Woche	**Mittwoch**
8.00 Uhr	Aufwachen, Muskelentspannungsübung
8.30 Uhr	ausgiebiges Frühstück mit basischen Lebensmitteln
9.30 Uhr	erfrischende Dusche oder wohltuendes Bad
10.00 Uhr	Ankleiden – Fertigmachen für den Tag
10.30 Uhr	Spaziergang und Einkauf im Bioladen
11.30 Uhr	Ausruhen – vielleicht im Kochbuch lesen
12.00 Uhr	Zubereitung des Mittagessens mit basischen Lebensmitteln
13.00 Uhr	Mittagessen
14.00 Uhr	erholsamer Mittagsschlaf
15.00 Uhr	Übung »Innerer Beobachter«
15.30 Uhr	Lieblingstee trinken
16.00 Uhr	Sport – Joggen oder Walken
17.00 Uhr	Übung »Innerer sicherer Ort«
17.30 Uhr	erfrischende Dusche oder entspannendes Bad
18.00 Uhr	Mit Freund/Freundin telefonieren
18.30 Uhr	Zubereitung des Abendessens
19.00 Uhr	Abendessen
20.00 Uhr	im Ratgeber lesen und Duftlampe entzünden
22.00 Uhr	zur Ruhe begeben, Entspannungsübung zum Einschlafen

Tabelle 6.3: Fortsetzung

2. Woche	**Donnerstag**
8.00 Uhr	Aufwachen, Muskelentspannungsübung
8.30 Uhr	ausgiebiges Frühstück mit basischen Lebensmitteln
9.30 Uhr	erfrischende Dusche oder wohltuendes Bad
10.00 Uhr	Ankleiden – Fertigmachen für den Tag
10.30 Uhr	Spaziergang an der frischen Luft
11.30 Uhr	Ausruhen – vielleicht im Kochbuch lesen
12.00 Uhr	Zubereitung des Mittagessens mit basischen Lebensmitteln
13.00 Uhr	Mittagessen
14.00 Uhr	erholsamer Mittagsschlaf
15.00 Uhr	Übung »Innerer Garten«
15.30 Uhr	Musik hören und entspannen
16.00 Uhr	Sport – Joggen oder Walken
17.00 Uhr	Atemübung
17.30 Uhr	erfrischende Dusche oder entspannendes Bad
18.00 Uhr	wohltuende Körperpflege
18.30 Uhr	Zubereitung des Abendessens
19.00 Uhr	Abendessen
20.00 Uhr	erholsamen Abendspaziergang unternehmen
22.00 Uhr	zur Ruhe begeben, Entspannungsübung zum Einschlafen

Tabelle 6.3: Fortsetzung

2. Woche	**Freitag**
8.00 Uhr	Aufwachen, Muskelentspannungsübung
8.30 Uhr	ausgiebiges Frühstück mit basischen Lebensmitteln
9.30 Uhr	erfrischende Dusche oder wohltuendes Bad
10.00 Uhr	Ankleiden – Fertigmachen für den Tag
10.30 Uhr	Spaziergang und Einkauf im Bioladen
11.30 Uhr	Ausruhen – vielleicht im Kochbuch lesen
12.00 Uhr	Zubereitung des Mittagessens mit basischen Lebensmitteln
13.00 Uhr	Mittagessen
14.00 Uhr	erholsamer Mittagsschlaf
15.00 Uhr	Übung »Achtsamkeit«
15.30 Uhr	Buch lesen
16.00 Uhr	Sport – Joggen oder Walken
17.00 Uhr	Übung »Innerer Beobachter«
17.30 Uhr	erfrischende Dusche oder entspannendes Bad
18.00 Uhr	im Ratgeber lesen
18.30 Uhr 19.00 Uhr	Treffen mit Freunden zum Abendessen in ruhigem gemütlichen Restaurant
22.00 Uhr	zur Ruhe begeben, Entspannungsübung zum Einschlafen

Tabelle 6.3: Fortsetzung

2. Woche	**Samstag**
8.00 Uhr	Aufwachen, Muskelentspannungsübung
8.30 Uhr	ausgiebiges Frühstück mit basischen Lebensmitteln
9.30 Uhr	erfrischende Dusche oder wohltuendes Bad
10.00 Uhr	Ankleiden – Fertigmachen für den Tag
10.30 Uhr	Spaziergang und Einkauf im Reformhaus oder in der Apotheke
11.30 Uhr	Ausruhen
12.00 Uhr	Zubereitung des Mittagessens mit basischen Lebensmitteln
13.00 Uhr	Mittagessen
14.00 Uhr	erholsamer Mittagsschlaf
15.00 Uhr	Tresorübung
15.30 Uhr	Buch lesen
16.00 Uhr	Sport – Joggen oder Walken
17.00 Uhr	Übung »Innerer sicherer Ort«
17.30 Uhr	erfrischende Dusche oder entspannendes Bad
18.00 Uhr	Brief schreiben
18.30 Uhr	Zubereitung des Abendessens
19.00 Uhr	Abendessen
20.00 Uhr	im Ratgeber lesen und Duftlampe entzünden
22.00 Uhr	zur Ruhe begeben, Entspannungsübung zum Einschlafen

Tabelle 6.3: Fortsetzung

2. Woche	**Sonntag**
8.00 Uhr	Aufwachen, Muskelentspannungsübung
8.30 Uhr	ausgiebiges Frühstück mit basischen Lebensmitteln
9.30 Uhr	erfrischende Dusche oder wohltuendes Bad
10.00 Uhr	Ankleiden – Fertigmachen für den Tag
10.30 Uhr	Spaziergang an der frischen Luft
11.30 Uhr	Ausruhen
12.00 Uhr	Zubereitung des Mittagessens mit basischen Lebensmitteln
13.00 Uhr	Mittagessen
14.00 Uhr	erholsamer Mittagsschlaf
15.00 Uhr	Sinnlosigkeitsübung
15.30 Uhr	Lieblingstee trinken
16.00 Uhr	Sport – Joggen oder Walken
17.00 Uhr	Baumübung
17.30 Uhr	erfrischende Dusche oder entspannendes Bad
18.00 Uhr	wohltuende Körperpflege
18.30 Uhr	Zubereitung des Abendessens
19.00 Uhr	Abendessen
20.00 Uhr	Besuch eines klassischen Konzerts mit Freund/in
22.00 Uhr	zur Ruhe begeben, Entspannungsübung zum Einschlafen

Tabelle 6.4: Kriterien und Symptome der Diagnosen
Akute Belastungsstörung und Posttraumatische Belastungsstörung

	Akute Belastungsstörung	Posttraumatische Belastungsstörung
Was wurde erlebt?	Der Mensch wurde mit einem Erlebnis konfrontiert, bei dem Folgendes auftrat: tatsächlicher oder drohender Tod oder ernsthafte Verletzung oder Gefahr der Unversehrtheit der eigenen oder einer oder mehrerer anderer Personen	Der Mensch wurde mit einem Erlebnis konfrontiert, bei dem Folgendes auftrat: tatsächlicher oder drohender Tod oder ernsthafte Verletzung oder Gefahr der Unversehrtheit der eigenen oder einer oder mehrerer anderer Personen
Wie waren die Gefühle und Reaktionen während des Erlebnisses?	Der Mensch reagierte darauf mit intensiver Furcht, Hilflosigkeit oder Entsetzen	Der Mensch reagierte darauf mit intensiver Furcht, Hilflosigkeit oder Entsetzen
Welche Reaktionen oder Symptome zeigte der Mensch während *oder* nach dem Ereignis?	Drei Symptome von den fünf beschriebenen müssen zur Diagnose erfüllt sein: Das Gefühl emotionaler Taubheit, das Gefühl des Losgelöstseins oder das Fehlen gefühlsmäßiger Reaktionsfähigkeit (1) Die Beeinträchtigung der bewussten Wahrnehmung der Umwelt, also das Gefühl, wie betäubt zu sein (2) Das Gefühl, dass die Umwelt unwirklich oder fremd erscheint (so genanntes Derealisationserleben) (3)	

	Akute Belastungsstörung	Posttraumatische Belastungsstörung
	Ein Zustand der Selbstentfremdung, der dazu führen kann, dass sich der eigene Körper oder einzelne Körperteile wie fremd anfühlen (so genanntes Depersonalisationserleben) (4) oder die Unfähigkeit, sich an einen wichtigen Aspekt des Traumas zu erinnern (5).	
Welche Reaktionen oder Symptome des Clusters *Wiedererleben* zeigte der Mensch *nach* dem Erlebnis?	Eins von den fünf Symptomen der Symptomgruppe *Wiedererleben* muss zur Diagnose erfüllt sein: belastende Erinnerungen, Bilder, Gedanken und Wahrnehmungen im Zusammenhang mit dem Ereignis – so genannte Intrusionen (1) wiederkehrende Alpträume im Zusammenhang mit dem Ereignis (2) Handeln oder Fühlen, als sei das traumatische Ereignis zurückgekehrt (Illusionen, Halluzinationen, Flashbacks) (3)	Eins von den fünf Symptomen der Symptomgruppe *Wiedererleben* muss zur Diagnose erfüllt sein: belastende Erinnerungen, Bilder, Gedanken und Wahrnehmungen im Zusammenhang mit dem Ereignis – so genannte Intrusionen (1) wiederkehrende Alpträume im Zusammenhang mit dem Ereignis (2) Handeln oder Fühlen, als sei das traumatische Ereignis zurückgekehrt (Illusionen, Halluzinationen, Flashbacks) (3)

	Akute Belastungsstörung	Posttraumatische Belastungsstörung
	intensive psychische Belastung, wenn der Mensch mit Reizen konfrontiert wird, die ihn an das Erlebnis erinnern (4)	intensive psychische Belastung, wenn der Mensch mit Reizen konfrontiert wird, die ihn an das Erlebnis erinnern (4)
	körperliche Reaktionen, die auf Erinnerungen folgen (5)	körperliche Reaktionen, die auf Erinnerungen folgen (5)
Welche Reaktionen oder Symptome des Clusters *Vermeidung* zeigte der Mensch *nach* dem Erlebnis?	Deutliche *Vermeidung* muss zur Diagnose vorhanden sein:	Drei von den sieben Symptomen der Symptomgruppe *Vermeidung* müssen zur Diagnose erfüllt sein:
	das bewusste Vermeiden von Gedanken, Gefühlen oder Gesprächen, die mit dem Trauma in Verbindung stehen (1)	das bewusste Vermeiden von Gedanken, Gefühlen oder Gesprächen, die mit dem Trauma in Verbindung stehen (1)
	das bewusste Vermeiden von Aktivitäten, Orten oder Menschen, die Erinnerungen an das Trauma wachrufen (2)	das bewusste Vermeiden von Aktivitäten, Orten oder Menschen, die Erinnerungen an das Trauma wachrufen (2)
	die Unfähigkeit, einen wichtigen Aspekt des Traumas zu erinnern (3)	die Unfähigkeit, einen wichtigen Aspekt des Traumas zu erinnern (3)
	ein deutlich vermindertes Interesse oder die verminderte Teilnahme an Aktivitäten (4)	ein deutlich vermindertes Interesse oder die verminderte Teilnahme an Aktivitäten (4)

	Akute Belastungsstörung	Posttraumatische Belastungsstörung
	das Gefühl der Losgelöstheit oder der Entfremdung von anderen (5) eine eingeschränkte Bandbreite der Gefühle, wie z. B. die Unfähigkeit, zärtliche Gefühle zu empfinden (6) das Gefühl einer eingeschränkten Zukunft (7)	das Gefühl der Losgelöstheit oder der Entfremdung von anderen (5) eine eingeschränkte Bandbreite der Gefühle, wie z. B. die Unfähigkeit, zärtliche Gefühle zu empfinden (6) das Gefühl einer eingeschränkten Zukunft (7)
Welche Reaktionen oder Symptome des Clusters *Erhöhtes Erregungsniveau* zeigte der Mensch *nach* dem Erlebnis?	Ein deutlich *erhöhtes Erregungsniveau (Hyperarousal)* muss zur Vergabe der Diagnose erfüllt sein: Schwierigkeiten, ein- oder durchzuschlafen (1) Reizbarkeit oder Wutausbrüche (2) Konzentrationsschwierigkeiten (3) übermäßige Wachsamkeit (4) übertriebene Schreckreaktionen (5)	Zwei von den fünf Symptomen der Symptomgruppe *Erhöhtes Erregungsniveau (Hyperarousal)* müssen zur Diagnose erfüllt sein: Schwierigkeiten, ein- oder durchzuschlafen (1) Reizbarkeit oder Wutausbrüche (2) Konzentrationsschwierigkeiten (3) übermäßige Wachsamkeit (4) übertriebene Schreckreaktionen (5)
Welche Ausprägung müssen die Symptome haben?	Der Mensch leidet sehr unter den Symptomen oder/und er fühlt sich in sozialen, beruflichen oder anderen Bereichen durch die Symptome sehr eingeschränkt	Der Mensch leidet sehr unter den Symptomen oder/und er fühlt sich in sozialen, beruflichen oder anderen Bereichen durch die Symptome sehr eingeschränkt

	Akute Belastungsstörung	Posttraumatische Belastungsstörung
Zeitfenster zur Erfüllung der Diagnose	Die Symptome treten innerhalb der ersten vier Wochen nach dem Erlebnis auf und dauern mindestens zwei Tage	Die Symptome dauern länger als vier Wochen nach dem Erlebnis an oder treten vier Wochen nach dem Erlebnis auf
Zusatzbezeichnungen zur Diagnose		*Akut*: wenn die Symptome noch nicht länger als drei Monate andauern
Zusatzbezeichnungen zur Diagnose		*Chronisch*: wenn die Symptome schon mehr als drei Monate andauern
Zusatzbezeichnungen zur Diagnose		*Verzögerter Beginn*: Wenn die Symptome erstmals sechs Monate nach dem traumatischen Erlebnis auftreten

Danksagung

Ich habe vielen Menschen in diesem Buch »Danke« zu sagen...

... am Anfang danke ich Ihnen, liebe Leserin und lieber Leser dafür, dass dieses Buch Ihr Interesse geweckt hat. Ich danke Ihnen auch dafür, dass Sie hiermit möglicherweise den Versuch unternehmen, ihre eigene oder die Situation *Nahe-stehender* und *Weiter-stehender* besser zu verstehen.

Ich danke auch – und das vor allem – den Menschen, die sich Hilfe suchend an die Trauma-Ambulanz der Ludwig-Maximilians-Universität in München wandten und die mir in vielen Gesprächen ihr Vertrauen schenkten. Ohne Sie hätte ich in diesem Ratgeber nicht einen Bruchteil des jetzigen Inhaltes mitteilen können.

Die nächsten, denen ich Dank sagen will, sind zwei Menschen an der LMU, ohne die ich ebenfalls nicht in der Lage gewesen wäre, dieses Buch zu schreiben. Beide haben mir im Rahmen ihrer aktiven Unterstützung besondere Gelegenheiten zum Lernen eröffnet und mir damit eine Förderung zuteil werden lassen, die grundlegend für mein heutiges theoretisches und praktisches Wissen, auch gerade im Bereich »Trauma«, ist. Es sind dieses die Professoren Dr. Willibald Butollo und Dr. Wolfgang Mertens, denen ich beiden an dieser Stelle – endlich einmal offiziell – »Danke!« sagen kann.

Auch meiner geliebten Tochter Kim bin ich zu Dank verpflichtet. Die Stunden, während derer sie häufig mit spontanen Fragen an meinen Schreibtisch trat und sich – auf ein Kopfschütteln meinerseits – unverrichteter Dinge, ohne Gram und mit offensichtlich grenzenloser Geduld wieder zurückzog, waren viele ... Ich hoffe, ich kann meine häufige geistige Abwesenheit irgendwann einmal wieder gutmachen.

Danken will ich auch meiner Freundin Anke Lüders, die – nach schon fast alter Tradition – die textliche Überarbeitung dieses Buches übernommen hat. Ihre Computerkenntnisse, Formulierungskunst und ihre Ruhe haben mich schon vor so mancher Katastrophe bewahrt und, last but not least: dem Text den letzten Schliff gegeben.

Nicht vergessen habe ich auch meine Freunde und Freundinnen, die sich in den letzten Wochen teilweise mit einer kurzen elektronischen Antwort statt eines Rückrufes begnügen mussten, die da lautete: »Bitte entschuldigt, bin beschäftigt, melde mich in einigen Wochen«. Ich danke allen, die dieses Verhalten klaglos hingenommen haben, für Ihr Verständnis und ihre Geduld. Ich hoffe, es nimmt mir keiner übel, sodass ich mich bereits jetzt – quasi im Voraus – für eure Treue bedanke.

München, im März 2003
Sabine Morgan

Literatur

Aguilera, D. C. (2000). Krisenintervention. Grundlagen – Methoden – Anwendung. Bern: Hans Huber.

American Psychiatric Association (1996). Diagnostic Criteria from DSM IV. Washington, D.C. Deutsch: (1996). Diagnostische Kriterien des Diagnostischen und Statistischen Manuals Psychischer Störungen DSM IV. Göttingen: Hogrefe.

Butollo, W. Hagl, M. & Krüsmann, M. (1999). Kreativität und Destruktion posttraumatischer Bewältigung. Forschungsergebnisse und Thesen zum Leben nach dem Trauma. Stuttgart: Klett-Cotta.

Butollo, W., Krüsmann, M. & Hagl, M. (1998). Leben nach dem Trauma: Über den therapeutischen Umgang mit dem Entsetzen. München: Pfeiffer.

Davidson, J. R. T., Van der Kolk, B. A. (2000). Die psychopharmakologische Behandlung der Posttraumatischen Belastungsstörung. In: B. A. Van der Kolk, A. C. Mc Farlane, L. Weisaeth (Hrsg.). Traumatic Stress. Grundlagen und Behandlungsansätze. Paderborn: Junfermann.

De Shazer, S. (2000). Wege der erfolgreichen Kurztherapie. Stuttgart: Klett-Cotta.

Dilling, H. Mombour, W. & Schmidt, M. H. (Hrsg.). (1997) Internationale Klassifikation psychischer Störungen. ICD 10. Bern: Hans Huber.

Dross, M. (2001). Krisenintervention. Göttingen: Hogrefe.

Ehlers, A. (1999). Posttraumatische Belastungsstörung. Göttingen: Hogrefe.

Fiedler, P. (2001). Dissoziative Störungen und Konversion. Trauma und Traumabehandlung. Weinheim: Beltz.

Fiedler, P. (2002). Dissoziative Störungen. Göttingen: Hogrefe.

Fischer, G. (2001). Neue Wege nach dem Trauma. Konstanz: Vesalius-Verlag.

Fischer, G., Riedesser, P. (1998). Lehrbuch der Psychotraumatologie. München: Ernst Reinhardt.

Kaspar, H. (2000). Ernährungsmedizin und Diätetik. München: Urban & Schwarzenberg.

Levine, P. (1998). Trauma-Heilung. Essen: Synthesis.

Maercker, A., Ehlert, U. (Hrsg.) (2001). Psychotraumatologie. Göttingen: Hogrefe.

Maercker, A., Schützwohl, M., Solomon, Z. (Hrsg.) (1999). Posttraumatic Stress Disorder. A Lifespan Developmental Perspective. Göttingen: Hogrefe.

McFarlane, A. C., Yehuda, R. (2000). Widerstandskraft, Vulnerabilität und der Verlauf posttraumatischer Reaktionen. In: B. A. Van der Kolk, A.C. Mc Farlane, L. Weisaeth, (Hrsg.). Traumatic Stress. Grundlagen und Behandlungsansätze. Paderborn: Junfermann.

Reddemann, L. (2002). Imagination als heilsame Kraft. Zur Behandlung von Traumafolgen mit ressourcenorientierten Verfahren. München: Pfeiffer.

Rothbaum, B. O., Foa, E. B. (2000). Kognitiv-behaviorale Therapie der Posttraumatischen Belastungsstörung. In: B. A. Van der Kolk, A. C. Mc Farlane, L. Weisaeth (Hrsg.). Traumatic Stress. Grundlagen und Behandlungsansätze. Paderborn: Junfermann.

Rudolf, G., Eich, W. (2001). Posttraumatische Belastungsstörung. Stuttgart: Schattauer.

Turnbull, G. J., Mc Farlane, A. C. (2000). Akut-Behandlungsformen. In: B. A. Van der Kolk, A. C. Mc Farlane, L. Weisaeth (Hrsg.). Traumatic Stress. Grundlagen und Behandlungsansätze. Paderborn: Junfermann.

Turner, S. W., Mc Farlane, A. C., Van der Kolk, B. A. (2000). Der therapeutische Rahmen und neue Entwicklungen in der Behandlung der Posttraumatischen Belastungsstörung. In: B. A. Van der Kolk, A. C., Mc Farlane, L. Weisaeth (Hrsg.). Traumatic Stress. Grundlagen und Behandlungsansätze. Paderborn: Junfermann.

Van der Kolk, B. A. (2000). Der Körper vergisst nicht. Ansätze einer Psychophysiologie der posttraumatischen Belastungsstörung. In: B. A. Van der Kolk, A. C. Mc Farlane, L. Weisaeth (Hrsg.). Traumatic

Stress. Grundlagen und Behandlungsansätze. Paderborn: Junfermann.

Van der Kolk, B. A. (2000). Trauma und Gedächtnis. In: B. A. Van der Kolk, A. C. Mc Farlane, L. Weisaeth (Hrsg.). Traumatic Stress. Grundlagen und Behandlungsansätze. Paderborn: Junfermann.

Van der Kolk, B. A., Mc Farlane, A. C., Van der Hart, O. (2000). Ein allgemeiner Ansatz zur Behandlung der posttraumatischen Belastungsstörung. In: B. A. Van der Kolk, A. C. Mc Farlane, L. Weisaeth (Hrsg.). Traumatic Stress. Grundlagen und Behandlungsansätze. Paderborn: Junfermann.

Van der Kolk, B. A., Mc Farlane, A. C. (2000). Trauma – Ein schwarzes Loch. In: B. A. Van der Kolk, A. C. Mc Farlane, L. Weisaeth (Hrsg.). Traumatic Stress. Grundlagen und Behandlungsansätze. Paderborn: Junfermann.

Van der Kolk, B. A., Van der Hart, O., Marmar, C. R. (2000). In: B. A. Van der Kolk, A. C. Mc Farlane, L. Weisaeth (Hrsg.). Traumatic Stress. Grundlagen und Behandlungsansätze. Paderborn: Junfermann.

Glossar

Begriff	*Erklärung*	*Seiten*
Amnesie	bedeutet einen teilweisen oder gänzlichen, zeitlich begrenzten oder dauernden Gedächtnisverlust oder in diesem Zusammenhang ein teilweises oder nahezu komplettes Ausblenden der traumatischen Erfahrung.	S. 18
Arousal, erhöhtes	erhöhtes körperliches Erregungsniveau, Symptomgruppe der Belastungsstörung	S. 78
Belastungsstörung	Das Trauma kann nicht richtig verarbeitet werden; Aufrechterhaltung der Symptome nach einer Traumatisierung verbunden mit einem Leiden darunter	S. 76
Cluster	Kombination von Symptomen	S. 141
Depersonalisationserleben	der eigene Körper oder einzelne Körperteile fühlen sich wie fremd an	S. 87
Derealisationserleben	die Umwelt erscheint unwirklich oder fremd	S. 140
Diagnose	Benennung einer Krankheit durch Ermittlung der Symptome	S. 49

Begriff	*Erklärung*	*Seiten*
Dissoziation	im Sinne von »Unverbundenheit« oder »Trennung«; Menschen lassen sich unter Belastung »verschwinden«, »beamen« sich fort.	S. 18, 45
Dominoeffekt	Neue traumatische Erfahrungen aktivieren in der Vergangenheit liegende, unfassbare Erlebnisse.	S. 47
Flashback	Rückblende in die traumatische Situation	S. 27
Intrusion	plötzlicher Einbruch von quälenden Erinnerungen und Bildern in den Alltag.	S. 26
Kliniker	Klinische Psychologie ist der Zweig der Psychologie, der sich mit den Erkrankungen der Seele beschäftigt; Kliniker sind Psychologen, die dieser Fachrichtung angehören.	S. 17
Psychoanalyse	Bearbeitung der *unbewussten* Bedingungen innerer Konflikte	S. 51
Psychotrauma	bedeutet übersetzt: Verletzung der Seele	S. 16
Stigmatisierung, Angst vor	Angst davor, von der Gesellschaft ausgestoßen zu werden	S. 67
Symptome	Krankheitszeichen	S. 11
Traumata	Plural von Trauma; *unfassbare* Erfahrungen, die nur sehr schwer in den Erfahrungsschatz eingegliedert werden können	S. 8
Verhaltenstherapie	hat als Leitziel eine Verhaltensänderung, die durch verschiedene Methoden herbeigeführt wird und bezieht sich nicht auf einen inneren, sondern auf einen aktuellen Konflikt.	S. 52